U0338012

抗炎

反击老、胖、累

李婷　王伟岸 —— 主编

科学技术文献出版社
SCIENTIFIC AND TECHNICAL DOCUMENTATION PRESS

· 北 京 ·

图书在版编目 (CIP) 数据

抗炎：反击老、胖、累 / 王伟岸 , 李婷主编 . —北京：科学技术文献出版社，
2022.1（2025.5 重印）

ISBN 978-7-5189-8716-0

Ⅰ . ①抗… Ⅱ . ①王… ②李… Ⅲ . ①炎症—诊疗 Ⅳ . ① R364.5

中国版本图书馆 CIP 数据核字 (2021) 第 251435 号

抗炎：反击老、胖、累

策划编辑：王黛君　责任编辑：王黛君　张一诺　责任校对：文　浩　责任出版：张志平

出 版 者	科学技术文献出版社
地　　址	北京市复兴路 15 号　邮编 100038
编 务 部	（010）58882938，58882087（传真）
发 行 部	（010）58882868，58882870（传真）
邮 购 部	（010）58882873
官方网址	www.stdp.com.cn
发 行 者	科学技术文献出版社发行　全国各地新华书店经销
印 刷 者	艺堂印刷（天津）有限公司
版　　次	2022 年 1 月第 1 版　2025 年 5 月第 3 次印刷
开　　本	700×1000　1/16
字　　数	155 千
印　　张	14
书　　号	ISBN 978-7-5189-8716-0
定　　价	49.90 元

目　录 CONTENTS

第 **3** 章
氧化、糖化、发炎三大反应，加速人体老化

第4章
你吃的食物是抗炎还是促炎的?

第5章
食物、炎症与免疫力

第6章
抗炎食谱

第 **1** 章

为什么你的身体会
出现炎症?

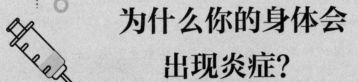

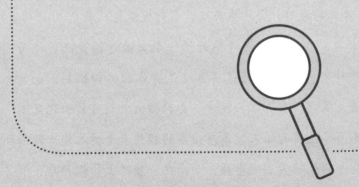

人为什么会生病？这是人类一直想破解的问题。在古代，如果一个人生了病，大家会认为这是上天对他犯错的惩罚。随着社会的发展和医疗技术的进步，人类逐渐了解了身体的构造，不仅知道了各个脏器、血管、神经的位置和功能，还凭借各种先进的设备，看到了细胞、细菌、病毒和蛋白质分子，了解到人体的化学组成。这些都促使我们逐渐认识了生命和疾病的本质。

　　到了科学发达的现代社会，现代免疫学和实验病理学之父刘易斯·托马斯经过多年研究，对于"人为什么会生病"给出了一个令人信服的解释：疾病更多的是身体免疫系统的一种有缺陷的反应，而不仅仅是外来病原体的入侵，当机体的自我保护机制过于强烈，就会造成疾病甚至死亡。而身体免疫系统在"歼灭"外来病毒时，会产生炎症，引起发烧等症状。

　　1970 年，在布鲁克洛奇举行的一个炎症讨论会上，托马斯有一段精彩的发言："炎症不单纯是身体的防御机制，也会对自身造成疾病。当炎症出现时，各种防御机制可能出现互不相容的局面，造成的结果常是对宿主的损伤大于对入侵者的杀灭。这是一场生物学上的事故，如同在一座桥上，救护车、消防车、警车等一连串车辆撞到了一起……"

　　简单来说，身体的很多大毛病、小毛病，都和炎症有关系。

炎症：身体每时每刻都在发生

在炎症面前，人人平等。无论是叱咤风云的商业精英，还是生活惬意的居家人士，都有可能遭受炎症的攻击。面对炎症，任何人都可能束手无策，甚至脆弱得不堪一击。

那么，炎症到底是什么？

据可考资料证明，早在公元 1 世纪，人类就已经对炎症有所观察了。当时，古罗马医生凯尔苏斯指出，炎症会引起皮肤的发红、肿胀、发热、疼痛等症状。2000 多年以后，现代医学人员仍然沿用着古罗马人对炎症的表述。

说得形象一点，我们的身体是由各种精密零部件组合而成的集合体，免疫系统是身体里的公安部门。当外来物军团（病毒、细菌、寄生虫等）"入侵"人体时，免疫系统就会拉响警报，启动自我防御机制，白细胞军队则会全体出动，以遏制"敌人"的进攻。双方交战后，我们身体呈现出的本质，就是感染性炎症。还有一类为非感染性炎症，由高温、低温、放射性物质等引起。

因此，炎症可概括为机体对各种刺激的一种防御反应，表现为红、肿、热、痛和功能障碍。通常情况下，炎症对人体有益，但有时候，炎症是有害的。

举个例子，假如你不小心把手指划了一道小口子，在受伤的一瞬间，你会感觉到疼痛，伤口会渗出血滴；如果只是划破了点皮，伤口并不深，过一会疼痛的感觉减轻，血液会停止流出来，伤口周围则会形成具有保护性的血痂。在这个时候，你会看到伤口红肿了，这就是我们体内的免疫细胞在行动——白细胞到达"前线"与病菌作战，并且会清理已经死亡的细胞，确保伤口尽快地痊愈。当遭遇"外敌"入侵时，我们身体内发生的这一场"战役"，俗称炎症反应。

一旦我们身体的某个组织出现炎症，那里的毛细血管就会扩张、变粗，血流量也会因此变大，由于血液是红色的，并且带有热量，身体的这一部位就会又红又热。除了扩张，此时血管的渗透性也会变大，以至于血管内的一些物质和液体流失到血管外，造成发炎部位"肿"起来。而这种变形又牵拉到该处的神经，使我们感受到"痛"。

所以，现在你知道了，由于某种刺激而出现皮肤肿胀、发热以及疼痛症状，就表示你的身体在发炎。炎症可以作为一个指示器，表明人体正在努力保护自身免于受到机体认为可能有害东西的伤害。

在日常生活中，炎症随时都在发生，等到我们发现了相关症状的时候，说明炎症已经发展到比较严重的阶段了。

炎症也有好坏之分：好的炎症和坏的炎症

根据炎症的持续时间不同，人体的炎症分为两种，一种是急性炎症，一种是慢性炎症。

当细菌和病毒等病原体侵入人体时，就会引发急性炎症。急性炎症的特点就是发病急、时间短，就像一场雷阵雨，来得快，去得也快，病菌与身体里的免疫系统大拼一场之后就会迅速地消散。因为有免疫系统的保护，身体会很快地修复而安然无恙。

在这个过程中，我们的身体虽然会出现明显损伤，但这一过程却是维持生命不可或缺的。俗话说"小病不断，大病不犯"，这不是没有道理的。如果没有反复的炎症刺激，我们身体的免疫系统长期处于"休眠"状态，容易"变懒"，那么我们将很容易遭受细菌、真菌和病毒等的侵蚀。

炎症不一定是坏事，急性炎症的存在，使我们保持了旺盛的生命力，这对我们的身体是有益的。

感冒严重时发烧、运动后肌肉酸痛、蚊虫叮咬后觉得痒以及其他刺激产生的肿胀等，都是急性炎症的表现。为什么说急性炎症是

"好"的炎症呢？我们可以了解一下其中的机理。

⊙ 发烧

发烧是人体出现炎症的一种症状。一个人发烧时，体温会显著升高。细菌和其他微生物等"入侵者"是发烧的始作俑者，也是人体防御反应的表现。当体温升高，喜欢在正常体温下生活的"入侵者"失去了适宜的环境，生长繁殖就会被抑制，随着免疫力的增强就会被机体清除。

德国马克斯·普朗克免疫生物学和表观遗传学研究所的埃里卡·L. 皮尔斯（Erika L. Pearce）教授团队发表了一项研究，声称：机体体温的升高（也就是我们常说的发烧），有利于优化细胞毒性 T 淋巴细胞（一种特异 T 细胞，专门分泌各种细胞因子参与免疫作用）的功能和代谢活性，能够有效抵御癌细胞的侵袭。

⊙ 肌肉酸痛

对于肌肉酸痛，很多健身达人应该并不陌生。除了运动后马上能感受到的酸痛外，很多人在运动后的第二天也会感觉肌肉酸痛，比如头一天跑步了，第二天早上会感觉到腿部酸痛。这是正常的肌肉损伤产生的炎症。

如果你每天的运动量是根据自身的身体水平而制定的，那么面对这种"损伤"时不必过于担心。这种炎症能加快有益的免疫细胞和化学物质释放到痛点，可以帮助修复受损的肌肉细胞，其结果就是使人变得更强壮。

⊙ 肿胀

当身体出现肿胀时，体内的炎症就像是吹响了战斗号角，给免疫系统下了战书。由此，免疫系统就会对身体展开一系列的保护行动。

- 扭伤后发生的肿胀，相当于一种石膏铸模，炎症能保持受伤区域紧密和固定不动，避免进一步受伤。它还会引起疼痛，这就阻止了受伤者把体重施加到受伤区域以加重伤害。
- 被小刀或者剃须刀等利器割伤，伤口周围也会发红和肿胀。这是因为身体启动了凝血愈合程序，促使血液流向受伤区域。如果伤口很浅，短时间内就会好转。但是，如果出现任何感染的迹象，就需要及时去看医生。

可以看出，急性炎症就像一场突如其来的大火，如果免疫系统反应及时，大火很快就会被扑灭。但是，免疫系统也不是万无一失的。有时候虽然病原体会被击退，但还是有一些"漏网之鱼"依附在我们的身体里，慢慢侵蚀我们的身体（而你很少察觉）。这个时候，慢性炎症就会偷偷地和你的身体"约会"了。

与急性炎症相反，慢性炎症发病慢、时间长，就像没有被完全扑灭的火种，在人体内"苟延残喘"，最初并不会让你有任何不适的症状。但正因为它不易察觉，容易被忽视，以致不会采取任何有效处理措施。任由慢性炎症发展，火种就会再度复燃，逐渐成为燎原之势，给身体带来严重损伤。

3

慢性炎症是健康的"秘密杀手"

所谓慢性炎症,是指导致炎症的各种刺激因素持续存在且持续损伤组织导致的炎症。俗话说得好,"小洞不补,大洞吃苦",慢性牙周炎引起的牙疼就是慢性炎症致病的典型实例。

人们常常说:"牙疼不是病,疼起来要人命。"牙疼通常是由牙齿周围组织的炎症引起的。

人类的嘴巴里存在着数百种细菌,其中造成牙周病的细菌,光是现在已知的种类就超过了一百种,而且都很常见。可以说,每个人都有可能感染牙周病。

如果刷牙的方法不正确、无法有效去除牙面上的食物残渣,附着在牙齿表面上的细菌就会不断增生,同时制造出名为"牙菌斑"的黏稠物质,持续深入牙齿根部。当牙菌斑中的细菌和其他有害物质刺激牙龈,就会引起牙龈发炎,这就表示牙周病准备和你"纠缠"了。

据说从牙龈开始发炎到牙齿脱落,大约历时十五至三十年。其实,只要我们平时多加留意,掌握正确的刷牙方法或是定期到医院洗牙,就可以有效地消除牙菌斑。如果在牙龈发炎的初期阶段及时处理,就可以让牙齿恢复健康。

可是，在牙龈炎、牙周炎阶段，人们却容易不当回事，认为只是小麻烦。一旦置之不理，牙齿发炎的范围就会慢慢扩大。当炎症扩散至支撑牙齿的齿槽骨，牙齿根部的骨头没办法稳定地支撑在牙龈上，牙齿就会出现晃动。慢慢地，牙齿晃动得越来越厉害，进而就会影响到日常的进食，甚至最后牙齿会脱落。

不妨想象一下，如果这类发炎现象发生在身体的其他部位，不是非常可怕吗？就像一颗小石子儿投入湖中，起初只是激起一小片水花，但慢慢地，周围一大片湖面都会荡起波纹。同样，慢性炎症一旦侵入体内，就会遍布各个角落，我们身体里所有的地方，都有可能成为慢性炎症的目标。

⊙ 损伤骨骼

办公室白领通常会有这样的感受——坐久了，肩膀会感到疼痛。这是关节在告诉你：我发炎了！

炎症如果发生在关节，就会出现疼痛和僵硬感，如类风湿关节炎。胃肠道炎症也会损伤骨骼，因为炎症会阻止人体吸收钙、维生素 D 等构建骨骼的营养素。

⊙ 引发糖尿病

大量的临床研究证实，炎症和糖尿病之间存在一定联系。医学专家在研究过程中发现，很多 2 型糖尿病患者的免疫系统都比正常人活跃，也就是说，他们的身体内都有慢性炎症。

⊙ 危及心血管

如果慢性炎症攻击血管，血管里就像发生了一场交通事故，正常的行车秩序被扰乱了，就容易造成堵车，这样一来，氧无法顺利地到达前端组织，心肌组织就会坏死，引发心肌梗死。而且，心脏的冠状动脉时而扩张、时而收缩，导致血液流通间歇性中止，心肌供血不足就产生了心绞痛。此外，与心肌梗死的发病机制类似，脑动脉如果发生类似情况，就会导致脑梗死。

⊙ 损伤大脑

如果慢性炎症攻击人脑的神经细胞，神经细胞就会坏死。如果大脑深处掌管记忆的海马区的神经细胞大面积坏死的话，就会引发阿尔茨海默病。

⊙ 引发自身免疫性疾病

"自身免疫性疾病"，相信有不少人听过这个名词，常常医生诊断了半天，无法判断疾病成因时，就会说是自身免疫能力出现了问题。

红斑狼疮、类风湿性关节炎或多重硬化症，都属于自身免疫性疾病，均发于不可控的无菌性炎症反应，导致免疫系统错误地将正常组织视为敌人进行破坏。更为糟糕的是，这种疾病也带来了更严重的慢性炎症。

⊙ 诱发癌症

根据世界卫生组织（WHO）下属的国际癌症研究中心发布的一项报告，我们可以得知，世界上六分之一的癌症是由细菌、病毒感染引起，这些感染多数就是俗称的"发炎"。

医学界已经证明，慢性炎症是癌细胞的帮凶：鼻咽癌与疱疹病毒感染相关，肝癌与肝炎病毒感染相关，胃癌与幽门螺杆菌感染相关……癌症是慢慢发展起来的，而慢性炎症则像火上浇油，会促使癌症进一步恶化。

除此之外，还有哮喘、长期性的偏头痛、抑郁症和反复的疲劳，等等，都与慢性炎症有关。正所谓"星星之火，可以燎原"，无视慢性炎症在体内延烧，最终将引发各种严重疾病。慢性炎症就是隐藏在生活中的秘密杀手，时刻威胁着我们的健康。

4

注意，这些习惯会引发炎症

如果我们想逃离炎症性疾病的摧残，就要先弄清楚一个根本性的问题：形成炎症的原因是什么？

人之所以会生病，原因无外乎两种：内因和外因。对于炎症来说，内因包括 DNA 损伤、端粒功能异常、表观基因组破坏、有丝分裂信号异常和氧化应激，外因包括慢性感染、生活方式的转变、不合理的饮食习惯以及环境污染，等等。

⊙ 慢性感染

慢性感染是由多种病原体引起的，细菌、病毒、真菌和寄生虫等都是病原体。

现代社会中，因为环境越来越复杂，我们会经常感染病毒。在一般情况下，免疫系统可以清除病毒，保护我们不受伤害。但是当自身免疫反应不能完全消除病毒时，残余的病毒在体内存活下来，就会演变为慢性炎症。

⊙ 生活方式的转变

工业化的发展为我们的生活带来了诸多好处,例如医疗技术提高了,社会更稳定了。然而,社会的发展也引起了人们生活方式的转变。

研究显示,全球近三分之一的人缺乏运动。缺乏运动往往容易导致肥胖,体内内脏脂肪组织过多是引发炎症的重要因素。

现代社会里,人们的工作压力大,工作时间长。经常坐办公室的人都会有这样的感受——有时候坐久了,肩膀的一边就觉得像被针扎一样疼,有时候姿势不当,也会疼痛。这种没有明显诱因的肩膀疼痛很有可能就是慢性炎症。

⊙ 不合理的饮食习惯

便捷式的生活,使得我们身边充斥着大量对健康无益的加工食品,如汉堡包、油炸食品以及其他快餐等。这些食品中饱含由植物油加工而成的人造黄油、起酥油等脂肪酸,会加速炎症的形成及发作。

而且,在品类繁多的食物中,有一些是可以增加炎症的,有一些是可以抵抗炎症的,如果摄取不当,就会影响我们与慢性炎症的抗争结果。

还有一些不当的饮食习惯,会诱发体内的慢性炎症,例如:

- 摄入含有食品添加剂的食物,如点心和加工食品。

- 摄入过量的糖分，导致血糖上升，炎症介质就会在我们身体里扩散。
- 没有摄入足量的新鲜水果和蔬菜，使得体内缺少具有抗炎功效的维生素和防老剂。

⊙ 环境污染

我们赖以生存的环境也是引发炎症的关键因素。城市化的迅速发展，使人类前所未有地接触到了越来越多的外来威胁，包括空气污染物、工业有害废物和促发慢性炎症的工业化学品。

每年约有 2000 种新化学品进入个人日常使用或摄入的物品中，包括家用清洁剂、个人护理产品、食品和药物等。长期接触这些环境毒素会产生炎症介质，引发全身炎症，而且持续的刺激会导致更多的炎症。

在生活越来越便利、科技越来越发达的今天，人类最大的敌人就是疾病，一旦生了大病，整个人几乎就被摧毁了。但是当我们了解了引发疾病的因素之后，就可以对症下药，避免病魔萌芽。

5

什么情况会让身体处于
慢性炎症触发状态？

回想一下，你是不是很久没有锻炼了？是不是很怀念那些没有压力，想睡就能睡着的时光？如果回答都是肯定的，那么你就要好好地往下看了。

我们总是把健康当作一件想当然的事情。吃得过多或者吃一些不健康的食物，喝过多的酒，睡眠过少和不做运动……却不关心身体出现的警示反应。时间长了，身体就会处于慢性炎症的触发状态。

一般来说，炎症都是自己惹的祸，以几个生活中常见的炎症为例：

⊙ 鼻炎

鼻炎是很普遍的疾病，说大不大，说小也不小。鼻炎发生时，流鼻涕、打喷嚏的症状会让人无精打采，严重的话还会影响睡眠。随着鼻炎的加重，还会出现头晕眼花的症状，令人十分难受。其实，鼻炎往往是因为我们自身不注意而引起的。

由于空调的普及，一到夏天，人们就习惯待在空调房里。室外温度高，室内温度又低太多，一进一出，反复的冷热刺激会让鼻黏膜出现收缩和舒张的反应，容易形成鼻炎。

鼻毛可以保护鼻腔及呼吸道，但是如果经常性地挖鼻孔、拔鼻毛，就会使鼻腔失去保护，抵抗病毒和细菌的能力也会大大降低。

此外，粉尘及有异味的环境也是诱发鼻炎的因素，如果我们不做好安全防护，比如没有提前佩戴好口罩，也会对鼻子造成损害。

⊙ 尿路感染

尿路感染是细菌进入泌尿系统导致炎症的一种疾病，一般表现为尿频、尿急、尿痛，有时还会发热。别小看这个疾病，如果长期治疗不当，不仅无法消除炎症，还会导致肾脏感染，严重的话甚至会导致肾功能衰竭。在生活中，憋尿、喝水少、内裤过紧、久坐等不良习惯都会引发或加重尿路感染，应当引起我们的重视。

在工作、学习的过程中也应该多喝水，加快新陈代谢，有利于体内毒素的排出；要避免久坐和憋尿，尿液是人体大循环的"清道夫"，排尿相当于给膀胱和尿道做了一次冲洗，有助于预防细菌繁殖和炎症。

⊙ 妇科炎症

妇科炎症是女性的常见病，主要包括盆腔炎、宫颈炎、阴道炎、输卵管炎、卵巢炎等。女性患上妇科炎症，很大一部分原因是生活习惯不合理，比如饮食不注意、休息不当、经期不勤换卫生巾或护垫等，因此想要远离妇科炎症，一定要改变这些不良习惯。

在控制体重的过程中，我们会关注热量，计算每天吃饭的脂肪含量，还会锻炼，等等。炎症也一样，它也有控制的方式，我们要像控制体重一样，把控制炎症当作健康的座右铭。

6

体内炎症可以彻底祛除吗？

当你发现或者被告知身体里有炎症时，不必过于苦恼。身体出现炎症，其实是一件再常见不过的事。

面对炎症，现代医学会选择消炎药或者其他药物来处理，可是这些药物一般都有副作用，甚至会对肠道产生不可估量的伤害。其实，抵抗炎症还有更加有效的方式。

⊙ 坚持适度的锻炼

我们都知道，有规律的体育运动对健康有益，能够控制体重，增强心脏的功能，降低患病风险，等等。加利福尼亚大学圣迭戈分校医学院的研究人员发现，适度的锻炼还可以带来抗炎效果。

研究人员指出，进行 20 分钟的适度锻炼，例如踩脚踏车等，或许就能够刺激身体内的免疫系统产生抗炎性的细胞反应。

每周可以进行两三次有氧运动，如慢跑、游泳、爬山等都是不错的选择。

⊙ 饮食也要有讲究

很多炎症都是吃出来的，饮食会对身体的炎症水平产生重大的影响。

我们的饮食中包括很多不健康的、促炎性的食物，如果这些食物在体内堆积，就会使身体处于病态。

很多果蔬含有抗炎的物质，比如菠菜、西蓝花、西红柿、洋葱、樱桃等；坚果中抗炎物质含量丰富，每天吃点坚果可降低患心脏病等疾病的风险；食用三文鱼、金枪鱼和沙丁鱼等鱼类，也有助于对抗炎症。

相反，那些会加重炎症的食物，如甜食、高脂食物、油炸食物、加工肉制品等，应该少吃。

⊙ 养成良好的生活习惯

抽烟、喝酒、熬夜等不良生活习惯，都会引发炎症。但只要我们养成良好的生活习惯，就能给身体消炎。

◇ 保证充足的睡眠

睡眠习惯和睡眠质量不好会降低机体的免疫能力，为病菌侵袭提供了条件，从而引发炎症。炎症会诱发抑郁症等许多疾病。

为了保护自己不受睡眠不足的影响，需要遵循规律的作息时间，保证每天晚上有 7~8 小时的睡眠时间，养成良好的睡眠习惯。

◇经常喝水

多喝水有利于改善血液循环，促进体内垃圾排出，增强免疫力和抵抗力。女性尤其要多喝水，如果体内水分不足，很容易导致妇科炎症。

◇学会减压

长期生活在压力下，人体内分泌紊乱，对抗和调节炎症的能力就会下降。学会释放压力，无论是做瑜伽、冥想，还是到大自然中放松，要找到最佳的减压方式，用乐观积极的心态来"平衡"身体免疫系统的活性。

⊙ **注意防护**

不要让自己长期暴露在二手烟的环境下；如果到医院感染区，应该佩戴口罩；空气质量差的情况下尽量减少户外活动，防止外源性感染。

以上这些措施都能帮助我们避免或者减轻炎症，离疾病更远一点。设想一下，同时拥有充沛的精力、良好的睡眠以及稳定的情绪乃至获得健康的身体，将是一件多么令人快乐的事情！

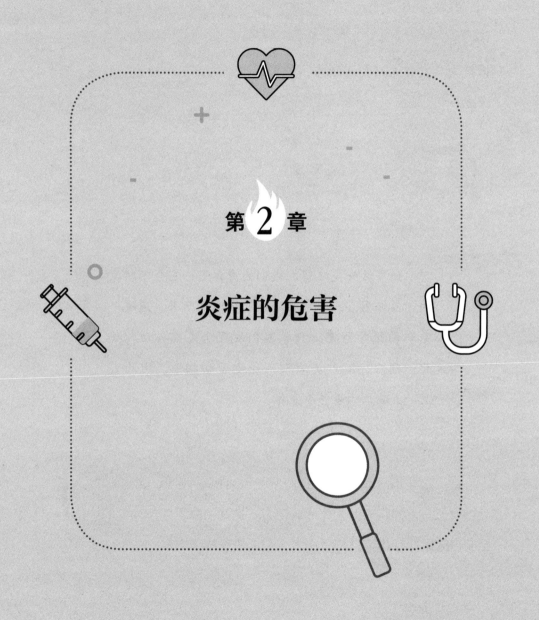

第 2 章

炎症的危害

如果放任炎症留在我们的身体里，它会不断攻击、毁坏器官，各种疾病也就会随之而来。通过一系列的医学研究，科学家们发现，炎症与动脉硬化、癌症、阿尔茨海默病等都密切相关。由此可见，炎症影响着整个身体。

1

"吃得多"并不是发胖的根本原因

有个事实也许会令你惊讶——现在这个时代，肥胖人群的数量比历史上的任何时候都要庞大。在世界各地，无论是繁华的城市还是僻静的乡村，随处可以见到大腹便便的超重人士。

随着现代社会的飞速发展，人类拥有了越来越丰富的食品。多吃少动的本能，使我们往往抵抗不住美食的诱惑，肥胖也就因此"流行"起来。那么，到底什么是肥胖？怎么判断一个人是否超重呢？

根据世界卫生组织的说法，肥胖是人体过剩的热量转化为多余脂肪并积聚在体内的一种状态。也就是说，肥胖者体内的脂肪含量超过了正常人的平均值。通常，可以通过体重指数（BMI）来了解身体的脂肪总量，从而判断胖瘦程度。

$$体重指数（BMI）=体重（千克）\div 身高（米）^2$$

对于我们中国人而言，BMI 大于 24 但低于 28 者为超重，BMI 28 及以上则为肥胖。一个人长胖的过程就像吹气球，身体会在不知不觉中变得越来越膨胀。但需要强调的是，肥胖不单纯是体态的变化。世界卫生组织已经把肥胖列入了疾病分类的名单。相比体重正常的人，超重和肥胖的人罹患心脏病、2 型糖尿病和某些癌症的概率更高一些。

一旦认识到肥胖是一种疾病之后，我们就有必要弄清楚，人为什么会发胖？

人往往会将发胖的原因简单地归结于"吃得太多"。随着生活条件越来越好，只要遇到喜欢的食物，我们都可以海吃海喝，然而，深受我们喜爱的食物热量总是超标。

过多的能量摄入会给细胞和组织带来代谢压力。如果我们持续进食且缺乏适量的运动，体内就会积累过多的脂肪。体内脂肪的堆积，是肥胖产生的原因之一。在逐渐发胖的过程中，炎症也起到了重要的作用。

人体的脂肪组织分为两种：白色脂肪组织和棕色脂肪组织。白色脂肪组织充当了容器的角色，可以储存多余的能量，如果体内白色脂肪组织积聚，就会形成难看的肥肉。棕色脂肪组织的作用则更像肌肉，其细胞组织中含有大量的线粒体，线粒体是一个能量转换工厂，是直接将脂肪转换为热量的小型加工站。换句话说，棕色脂肪组织是用来分解白色脂肪组织的，而不是储存能量的。

可悲的是，人体内正好是白色脂肪组织多，这些脂肪组织并不是一堆你想象中的油腻物质，它也是内分泌器官，能够分泌许多细胞因子，其中包括促炎性细胞因子和抗炎细胞因子。单看名字就能知道，促炎性细胞因子是炎症的得力助手，抗炎细胞因子则是炎症的绊脚石，二者互相克制。

随着脂肪组织的不断增加，促炎性细胞因子和抗炎细胞因子的实力变得不均衡，逐渐超出身体的调节能力，进而导致脂肪细胞变得肥大并诱发炎症反应，引起一系列代谢紊乱。脂肪一旦代谢异常，更容易堆积在体内，促使身体越来越胖。

这样一来，若不采取任何措施，人就会长期生活在慢性压力和炎症状态下，形成"发胖→发炎→发胖→发炎……"的恶性循环。

表面上看，腿上多一点赘肉，肚子上挂起一层"游泳圈"，似乎没什么太大的问题。但是，当你看完这一节后就知道，发胖值得引起我们每一个"吃货"警惕。

丢三落四，脑子像笼罩一层迷雾

你是否有过这些经历：几秒前想打开冰箱拿瓶饮料，走到冰箱前却忘了自己要干什么；想向朋友推荐一家常去的餐厅，却一下子想不起来它的名字，可是过几天餐厅名字又会自动出现在脑海里；明明经常坐地铁上班，有一天出站却突然忘记离公司最近的出站口是哪一个……这些现象就叫"脑雾"。

从字面上看，所谓"脑雾"，就是大脑里一片混沌，像是笼罩着一层朦胧的迷雾，原本清晰的记忆变得模糊，甚至消失，一时间怎么也想不起来。不过，"脑雾"并不是正式的医学名词，只是这种形象的说法能让人清晰地意识到——大脑出问题了。

当你出现"脑雾"时，可能会不同程度地出现以下症状：

- **无法专注**。注意力不容易集中，思维总是分散。明明半小时能完成的事情，现在需要一小时甚至更久，影响工作或者学习的效率。
- **记忆力减退**。很难记住各种信息，例如，刚刚用完的手机忘记

沉的。

要多运动、听音乐等，学会化解压力，给自己减压，也能减轻大脑的负担。

⊙ 污染过重

室内的霉菌、人和宠物身上的皮屑、空气清新剂等和室外的灰尘、草坪、汽车尾气等，都含有可能妨碍认知功能的毒素，刺激大脑的炎性反应，导致疲劳和记忆力衰退等问题。

定期给家里做个彻底的大扫除，呼吸新鲜空气，减少毒素的入侵，可以有效保护大脑。

由于每个人的饮食结构、身体健康情况、情绪状况等各不相同，形成"脑雾"的具体原因也不会完全相同。但值得庆幸的是，"脑雾"并非不可逆转，只要坚持正确的生活方式，如保持居住环境的干净舒适、合理饮食等，就能雾散云开，让大脑的运行恢复正常。

喜欢吃腊肉、咸的食物，会抑制肠道中益生菌的生长

　　大家都知道，盐具有抗菌的性能，可以抑制细菌的生长。正是因为这一特性，我们会用盐来腌制、保存食物，例如腊肉。可我们往往忽视了如果摄入的盐分过多，会抑制肠道中益生菌的生长，反而使不那么友好的细菌更容易立足，破坏免疫平衡，进而引发炎症及其他多种疾病，例如：

- **心脑血管疾病**。食盐的重要组成部分是钠，钠是一种对健康非常重要的矿物质，具有维持体内水和体液平衡的作用。如果体内钠含量增多，细胞和血管中的水分就会增加，从而造成血压升高。持续的高压会让血管壁变厚、变窄，迫使心脏更加努力地泵压血液，增加心脏的负担。血压升高是导致心血管疾病的主要原因。因此，高盐饮食是诱发心脑血管疾病的"隐形杀手"。

- **肾脏疾病**。平时摄入的盐绝大部分从肾脏排出，高盐饮食会加重肾脏的负担，对肾脏造成一定程度的损伤。

炎症就像身体里的一团火，毫无疑问，盐是这团火的助燃剂，如果摄入过多的盐分，无异于火上浇油。然而，中国健康中心 2019 年发布的《减盐健康教育手册》中称，我国是全球食盐摄入量最高的国家之一，实际摄入量高于推荐摄入量的 2 倍。已经有如此多的证据表明，高盐饮食会对免疫力产生不利影响，那么我们现在最直接的做法就是，限制盐的摄入。建议从三个方面加以控制：

- **使用控盐勺**。炒菜放盐的具体克数不好把握，但如果使用控盐勺，在日常的烹调中养成"减盐"的好习惯，就能大大减少钠的摄入量。对于没有太多时间在家做饭的人来说，外出就餐时则要尽量多选择清淡的菜品。

- **优选低钠盐**。与普通盐相比，低钠盐的氯化钠含量降了大约三成。而且，低钠盐中添加了钾，可对钠离子起到拮抗作用，削弱钠的"嚣张气焰"。

- **减少盐来源**。酱油、咸菜、泡菜以及火腿、培根等加工肉制品，都是含盐大户。我们购买食物时要仔细查看营养标签，优先选择钠含量低的。

世界卫生组织建议，成年人每天应摄入的盐量不能超过 5 克。要严格做到每人每天摄入不超过 5 克盐，短时间内非常难实现。但是，低盐饮食可以成为一种生活态度，每天少放一点盐，久而久之，就有可能达到目标。

4

不想老得快，提防这些"隐形糖"

在地球上，目前已知的所有生物都具有相似的组成成分——碳、氢、氧、氮、磷、硫、钙等。这些元素都可以在元素周期表里面找到，它们会互相结合形成一些小分子，小分子又会以特殊的方式结合形成生物大分子，其中就有我们人类必需的蛋白质、核酸、多糖和脂肪等。

糖是碳水化合物，是人类的主要能量来源。糖无处不在，它不仅仅存在于糖块之中，还有很多种形式：

- **葡萄糖**。面包、蔬菜、粮食都会转化成葡萄糖，供人体使用。葡萄糖是我们体内的能量来源。
- **乳糖**。乳糖存在于哺乳动物的母乳中，我们平常喝的牛奶、酸奶等奶制品中都含有乳糖。
- **果糖**。果糖是一种天然的糖，例如蜂蜜、水果以及一些根类蔬菜（如洋葱等）中含有果糖。
- **蔗糖**。蔗糖是葡萄糖和果糖的混合物，例如冰糖、白砂糖、绵白糖和赤砂糖（也称红糖或黑糖）等。

当一个人感到疲累时，往往想吃点含糖量高的食物，从中快速获得能量。一般来说，人的身体可以很好地调节体内的糖分，但是当摄入的糖分过多，身体的调节功能就会紊乱。

食物进入口腔后，是按照"食管→胃→小肠→大肠"的顺序被逐渐消化吸收的。小肠里的糖大致分为两种：一种非常容易被吸收，不会加重肠道的负担；另一种则刚好相反，很难被吸收，会加重肠道负担，进而引发肠道不适。

问题就出在后者身上。会加重肠道负担的糖进入小肠后，由于小肠很难吸收，就会导致这类糖在小肠内的含量越来越高。

在这里，我们要先了解人体的一种特性，即可以通过不断交换各部分体液间的水分，来稀释体内的高浓度物质。因此，如果小肠内无法吸收的糖的浓度过高，人体就会自动启动程序，从血液向小肠内输送大量水分，以降低糖的浓度。结果就是，小肠内充满了水分。

小肠遭到了"水淹"，我们这时会感觉到肚子咕噜咕噜地叫，并伴随疼痛或其他不适感。而且，由于大量水分滞留在肠道内，肚子也会不舒服地鼓起来。小肠为了排出过剩的水分，也会加快蠕动，从而引发腹泻，也就是常说的拉肚子。

更糟的是，小肠无法吸收的这些糖，也会影响大肠。在理想的状态下，营养成分几乎不会到达肠道功能健康的大肠，这是因为食物中的营养几乎都被小肠吸收了。所以，当食物到达大肠的时候，只剩下没有营养的残渣，也就是正常状态的大便。肠道状态好的人，粪便重量轻、异味小，很容易排出。

如果过多的糖分没有被小肠吸收，而是来到了大肠，就会造成大肠富营养化。大肠内存在大量的肠道细菌，它们会尽情享用这些营养，使大肠内出现异常发酵，不仅会造成大便臭、便秘，还会造成腹胀和频繁放屁。

我们人体 70% 的免疫系统位于肠道，肠道菌群是消化系统的重要组成部分，也是决定免疫功能是否正常的关键因素。肠道环境的剧烈变化，导致肠壁细胞之间的紧密连接发生了松动，肠道渗透性增强，细菌和其他毒素则会趁机穿过肠壁，在肠壁另一侧就会产生炎症。肠道菌群失衡，又会进一步破坏肠道，炎症越来越严重。而且，霉菌喜欢甜的环境，如果过多的糖分进入血液，容易助长霉菌的"气焰"，引发局部感染。

虽然医学界一直强调摄入过量糖的危害，但并没有引起大众的广泛重视，或者说，在日常生活中，大部分人常常做不到真正的"戒糖"。该怎么避免糖的危害呢? 这里介绍三个可以帮助你减少糖摄入的方法:

- **告别甜味饮料**。如果你忍不住想体验碳酸的口感，可以试着改喝无糖的气泡水。

- **注意早餐搭配**。尽量多吃少糖或不含糖的谷物食品，也可以选择炒蛋、水果和坚果等。

- **查看食品标签**。食品中添加的糖分往往比你想象得还要多。看标签时，除了注意白砂糖含量外，还要留心其他隐藏的关键词。如果砂糖、蔗糖、果糖、葡萄糖、麦芽糖等字眼排在靠前的位置，说明这个食品是隐形的含糖大户。此时你要做的就是，放下它，别回头。

5

走路 20 分钟即可启动抗炎基因

现代生活催生了很多"懒虫":能躺着就绝不坐着,能坐着就绝不站着;出门就打车,上楼靠电梯;和朋友之间的联系,也多依赖网络和社交平台……英国《每日邮报》曾报道,通过对近万人的追踪调查显示,其中 86% 的人出现了比其实际年龄大 4 岁才会出现的健康问题,而造成这一结果的罪魁祸首,则是懒惰造成的缺乏运动和过度肥胖。

世界卫生组织曾在 2013 年公布的全球引发死亡风险的因素中,"懒得运动"占第四。据世界卫生组织估算,全球每年因此而死亡的人数超过了 320 万,并且这一数值逐年递增。

通过研究实验室培养的工程化肌肉,杜克大学的研究团队发现:运动能抵御慢性炎症带来的破坏性影响,这是人体肌肉天生具备的一种能力。

但是,如果长期缺乏运动,肌肉力量下降,偶尔一次的过度运动就很可能引发炎症。例如,一个长期缺乏运动的人,突然有一天想跑步,并且狂跑了几公里,膝盖受到运动冲击,就容易疼痛,这是膝盖周边的肌肉在发出炎症的信号。

在职业女性中有一种常见的疾病——慢性盆腔炎，也是缺乏运动引起的。她们常常在办公室里一坐就是一天，缺乏运动，尤其缺乏下腹部的运动，这样使得盆腔的血液回流不畅，慢慢出现盆腔充血、水肿，引发慢性盆腔炎，主要表现为腹部坠胀、腰痛。

都说"心病还得心药医"，一样的道理，缺乏运动而导致的炎症可以通过适量运动来缓解。

在加利福尼亚大学圣迭戈分校医学院，研究人员做过一次试验，他们招募了 47 名志愿者。试验开始前，研究人员测量了志愿者血液中属于促炎性细胞因子的肿瘤坏死因子（TNF）数量。接着，他们要求志愿者在跑步机上行走，时间为 20 分钟，运动强度则依据个人锻炼情况定为"适度"。运动结束后，研究人员再一次测量了志愿者血液中的肿瘤坏死因子数量。结果发现，锻炼后，志愿者们血液中的肿瘤坏死因子数量下降了约 5%。20 分钟的步行启动了人体免疫系统抑制炎症的基因，产生了免疫反应。因此，我们不能低估运动的作用。

如果你之前过的是久坐少动的生活，那么就从现在开始改变，考虑下自己想要做哪项运动，散步、慢跑或者骑自行车，等等，从中选择一项并有规律地锻炼。如果你已经有健身的习惯，请保持下去。

6

牙龈出血最终会导致心血管疾病

口腔有异味、刷牙时会出血，或者咬一口苹果，除了牙齿印之外，还出现了两道红印子……在生活中，很多人会遇到牙龈出血的问题。

健康的牙龈是粉红色的，如果出现炎症，会变为鲜红或暗红，看起来比较肿胀，似乎轻轻一碰就会出血——事实上也是如此。

虽然我们每天都会刷牙，但是牙缝深处的食物残渣却很难清理干净。久而久之，这些食物残渣积聚在牙齿靠近牙龈附近，形成了牙菌斑，在唾液成分的钙化作用下，又会变成像石头一样的物质，也就是牙石。一旦有了牙石，细菌就相当于在嘴巴里买了房，因为牙石形成后就很难靠简单的刷牙清理掉，再加上它的表面很粗糙，并且有非常多的小孔，很容易吸附更多的细菌或者毒素。日积月累，牙石和其他细菌的"基地"越来越大。在细菌和牙石的双重刺激下，免疫系统被激活。身体为了清除这些"入侵者"，就会调集免疫细胞到前线，具体表现就是牙龈充血。

因此，牙龈出血，最大的原因就是炎症。如果牙龈出血后不及时治疗，任其继续发展，就会造成牙周组织病菌感染，严重的会导致牙龈萎缩、牙齿松动，甚至牙齿脱落。除了危害口腔健康，牙龈出血还可能影响全身健康。

- 如果口腔里的致病细菌随着唾液吞咽到胃部，在那里继续大量繁衍，就会引发消化不良等肠胃疾病。
- 口腔位于呼吸道上游，如果口腔里的致病菌通过呼吸道"游"到肺部，不仅会导致呼吸道感染，如支气管炎，还会诱发肺炎。牙周病越严重，肺功能就越差。
- 如果孕妇患有牙周病，口腔中的致病菌会随母亲的血液进入胎盘，增加早产的风险。
- 口腔的致病菌进入血液循环后，慢性炎症刺激血管内皮细胞发生病变，会增加心血管系统疾病的发病风险。

......

看完以上文字，你是不是被吓坏了？牙龈出血竟然会引发这么多大问题！其实，只要我们在生活中做好护理工作，就能保持口腔的健康。

⊙ 好好刷牙，掌握正确的刷牙方法

虽然我们每天都会刷牙，但是很多人都没有做到位。有些人刷牙很快，用牙刷在嘴巴里横着来回刷几下就完事了；还有些人只刷了牙齿的外侧，而忽视了牙齿内侧的清洁……这些都是不可取的。

正确的刷牙方法应该是：每天早晚各刷牙一次，每次最少两分钟。刷牙时，将牙刷与牙齿表面呈 45 度倾斜放置，牙刷的一半在牙龈上，一半在牙齿上；接着以 2~3 颗牙齿为一组，在水平方向来回移动牙刷数次，然后向上或者向下拂刷。要注意的是，刷牙要面面俱到，牙齿的外侧面、内侧面以及咬合面都要刷到。

有两个方法可以检查牙齿是否刷干净了。第一个方法是，用舌尖舔舔牙齿的内侧面，如果整个牙面是平整且光滑的，表示刷干净了；如果牙面还有不平整的感觉，则表示没刷干净。第二个方法，用指甲轻轻刮一刮牙齿外侧面，如果什么也刮不下来，表示刷干净了；如果指甲里出现了黄白色的物质，则表示没刷干净。

但是，仅靠刷牙还是有很多无法清洁到的区域，比如两个牙齿之间的缝隙，这时就需要使用牙线去除牙缝间的食物残留以及牙菌斑。

⊙ 定期检查，全面保护牙齿

每隔半年或一年到医院进行全面的口腔检查，如果发现有牙石，则及时通过洗牙去除，这样就可以有效清除牙菌斑和牙垢，解决牙齿的炎症问题。

健康第一杀手——动脉硬化

动脉是皮肤里面一条长长的血液通道，由心脏发出，经由不同的分支，将血液输送到身体各处。

有过生活经验的人都知道，水质不好容易产生水垢，当水垢越来越多，沉积在自来水管中，水管的管腔会越来越窄，就容易造成堵塞。健康的动脉是具有弹性和舒缩性的，可以保证血液持续、顺畅地流动。然而，和自来水管一样，由于抽烟、酗酒、熬夜等不良的生活习惯或者糖尿病、高血压、肥胖症等疾病，导致免疫系统出现问题，脂质及其他细菌进入血液，在血管中沉积，诱发炎症反应，就会形成斑块。

这种感觉就像你正在大口大口地喝奶茶，突然一颗珍珠卡在了吸管中间，一瞬间，之前所有的美好体验都烟消云散了。斑块就是堵塞血管的"珍珠"，会导致动脉硬化，严重影响血液的正常流通，引发各种各样的健康问题。可以说，动脉硬化是健康的第一杀手。

动脉硬化是全身性疾病，可能发生在身体任何部位的动脉，因此它的危害是无处不在的。

- **脑部**。如果动脉硬化发生在脑部，脑细胞没有血液供应，会发生缺氧、缺血或者是丧失功能。轻微一点的症状是头晕、走路不稳、爱犯困等。如果进一步发展到脑组织坏死，就会中风，甚至引发更严重的后果。

- **四肢**。如果动脉硬化发生在四肢，早期表现为发凉、疼痛。发展到后期，缺血严重，组织坏死，就会导致截肢。

- **肾脏**。如果动脉硬化发生在肾动脉，导致血流不足，会影响肾功能，严重的会造成尿毒症。

- **心脏**。如果动脉硬化发生在心脏的冠状动脉，会胸闷、胸痛。再严重一点，冠状动脉堵死，就会引发心梗。

如果不及时治疗，动脉硬化会给人体健康带来致命性的打击。但也不必过于惊慌，动脉硬化早期会释放出以下一些信号，只要我们提高警惕，就能避免不良后果。

- **记忆力减退**。如果出现注意力无法集中、思考事情很吃力、遇事忘得快但往事记得清楚等现象，就有可能患上了动脉硬化，这是因为动脉硬化会影响脑组织并损害记忆过程的脑供血。

- **头晕、头痛**。蹲下后突然站起会感到头晕，这是再正常不过的现象，很多人都遇到过。但如果头晕较为频繁，就可能是动脉硬化的早期信号。

- **耳聋、耳鸣**。动脉硬化会造成体内血流的变化，出现缺血缺氧，而内耳组织和大脑组织的结构非常相似，对缺氧的情况很敏感。排除其他疾病的影响，如果突然出现耳聋和耳鸣等症状，我们就要引起重视。

· **失眠、多梦。**动脉硬化会让脑组织发生不同程度的病变，体现在睡眠上，常常表现为失眠、多梦、盗汗等。

如果出现以上症状，千万别掉以轻心，尽早就医，选择合适的治疗方法，主动降低动脉硬化找上门的风险。

🔥 8

在人体所有器官中，最容易老化、发炎的是哪个，你知道吗？

人体是一台不可思议的机器，由各种各样的器官零件组成。对于眼、耳、口、鼻等外在的器官，我们可以轻而易举地说出它们的位置和特点，可是对于藏在肚子里的肠道，我们却了解得不多。

肠道分为小肠和大肠。小肠是身体里最长的器官，一个成年人的小肠长达 4~5 米，如果展开后，表面积甚至超过 200 平方米。小肠最大的作用就是吸收营养，它可以分泌消化液，将食物消化，吸收其中的有益物质。

食物经过小肠后，营养被吸收得所剩无几，剩余的残渣、水分和一部分细菌就来到了比小肠粗一点的大肠，并被储存下来。大肠就像是一个垃圾转运场，将从小肠里面排出来的物质混合形成粪便，然后排出体外。正常情况下，小肠、大肠分工明确，配合得天衣无缝。

肠道并不是只会消化和排泄，它组成了人体三分之二的免疫系统。肠道中生活着数以亿万计的微生物，统称为肠道菌群。肠道菌群可以在肠道中生产"酶"，这种"酶"是人体不可或缺的物质，能够提高人体的免疫力，让身体维持健康的状态。如果肠道菌群处于稳定状态，我们的免疫系统就能正常运转；一旦肠道菌群失调，肠道功能被破坏，就会引发免疫反应，也就是炎症，进而影响身体健康。

怎么知道肠道发炎了呢？正如人有面相一样，肠也有肠相。健康的肠道，肠内壁表面柔软，褶皱宽大均匀，充气后肠道会膨胀变圆。肠相好的人大多面色红润，皮肤富有弹性。不良的肠相则是大肠肌层变厚变硬，肠内存有大量宿便。肠相糟糕的人会出现腹泻、便秘、放屁恶臭等症状。

大脑作为神经系统中最高级的部分，往往受到人们重视，而"深藏功与名"的肠道却没有获得更多的关注。殊不知，肠道远比头脑聪明，因为肠道的进化早于头脑，拥有一套独立的肠神经系统，控制着消化运动。人类肠道中的神经细胞数量不亚于大脑，能判断进入肠道的食物是否安全，如果不安全，就会尽快做出反应，将有害物质排出以避免人体中毒。

可以说，为了帮助我们在这个世界上平安地生存下去，肠道时刻保持警惕，一刻也没有放松。然而，我们平时又是如何对待肠道的呢？我们不仅很少对它表达谢意，还想吃就吃，想喝就喝，从来都不考虑肠道的健康。这样放肆地折腾肠道，不仅会让它面临发炎的危险，还会加速它的老化。

是的，随着年龄的增长，人体的所有器官都会老化，包括肠道，而种种不良的生活习惯则会让肠道提前衰老。当肠道老化后，身体会出现一些特征，例如：

- **口臭、体臭**。如果肠道出现问题，便会产生难闻的气味，这些气味顺流而上，就会形成口臭甚至是体臭。如果突然出现了口臭或体臭的问题，要警惕是不是肠道出现了问题，及时寻求医生的帮助。

- **食欲不振**。当肠道衰老或者消化、吸收和运动功能出现障碍时，肠道蠕动减慢，就会导致食欲不振。

- **情绪低落**。胃肠道是人类最大的"情绪器官"。肠道老化会引起消化不良、肠道菌群失调，影响维生素的吸收。当人体缺乏 B 族维生素、维生素 C 等物质时，精神无法振作，就会变得十分消沉。

此外，出现胀气、排便等问题也是肠道衰老的可能症状。肠道一旦出现问题，小则影响容貌，大则加快身体衰老，甚至危及生命。如果想要保持肠道健康，那就从现在开始，尽量做一些对肠道有益的事吧！

- 早晨起床后空腹喝一杯水。

- 勤洗手，尤其是吃饭前要注意洗手，以避免消化道疾病的传播。

- 定时定量吃饭，每餐不要吃得太饱，七八分饱是最佳状态；吃饭时要细嚼慢咽，以增加膳食纤维摄入量。

- 学会放松，佛系一点，避免情绪的大起大落。消极的情绪会导致胃肠道功能紊乱，而积极的情绪能促进唾液中多种免疫球蛋白的分泌，还能提高黏膜分泌物中抗体的含量。

9

癌症发生、浸润、转移的背后，
都躲着这个"杀手"

疾病就像恶魔，我们每个人都无法预料什么时候会遭受它的侵袭。癌症，一直是人们最害怕的一个词，因为它往往预告了生命的终结。

根据国家癌症中心在 2019 年发布的全国癌症统计数据显示，在 2015 年，中国恶性肿瘤发病约 392.9 万人，死亡约 233.8 万人，平均每分钟有 7.5 人被确诊为癌症。近 10 年来，癌症的发病率呈现逐渐上升的趋势。

根据世界卫生组织国际癌症研究机构（IARC）2020 年 12 月发布的全球最新癌症负担数据显示，在 2020 年，全球新发癌症病例 1929 万例，死亡病例 996 万例；其中，中国新发癌症病例 457 万例，癌症死亡病例 300 万例，位居全球第一。

癌症总是让人闻风丧胆，可它并不是外来入侵的敌人，而是隐藏在我们体内的"杀手"。这是因为，癌症是身体长期内外失衡导致的结果。

通常情况下，当身体遭遇外来细菌或病毒入侵时，会先触发急性炎症反应。身体里的免疫细胞联合作战，希望能够一举消灭敌人，这在一定程度上对身体是有益的。但是，如果病原体的扩散无法得到有效控制，免疫细胞与病原体长期对峙，急性炎症就会转为慢性炎症，给身体带来负面作用。

慢性炎症不但会造成免疫细胞对病原体"耐受"，更严重的是，炎症介质会损害正常细胞的功能，导致细胞增生和基因突变，让细胞走上癌变的不归路。除了成为癌症的导火索，炎症还会促使癌细胞增殖和转移。就这样，隐藏在我们体内的"杀手"在炎症的协助下不断发展壮大，一步步威胁健康乃至生命。

当然，不是所有炎症都会导致癌症，但是有的炎症是癌症的帮凶，例如支气管炎与肺癌、肠炎与大肠癌、膀胱炎与膀胱癌等。在慢性炎症的作用下，人体的肺、肝脏、大肠、膀胱、皮肤等部位都容易引发癌变。

话说回来，癌症往往是突然发现的，但不代表它是突然发生的。从健康细胞基因突变成癌细胞，癌细胞再发展成癌症，需要很长时间的累积效应。例如，胃癌的发展过程大致是这样的：正常胃黏膜→慢性浅表性胃炎→慢性萎缩性胃炎→肠化生、异型增生→胃癌。从癌前病变到癌症，一般需要几年甚至十几年的时间。

其实，每个癌症发生前都有预警，只要我们足够重视，守住防线，就有可能避免癌症的发生。警惕身体发出的以下信号：

- 不明原因的发热、乏力。
- 吞咽困难，持续性消化不良和食欲下降。
- 身体出现异常肿块，尤其是乳腺、颈部、腋窝或者腹股沟等位置，或者体表的黑痣颜色加深或迅速增大。
- 不明原因引起的皮肤长时间瘙痒。
- 任何部位无明确诱因的出血或任何身体排泄物带血。
- 频繁咳嗽，或者痰中带血。

随着医疗水平的不断提高，治疗癌症的方法也逐渐趋于多样化和个体化。恐癌之心不可有，但是防癌之心不可无，遵循以下降低患癌风险的科学建议，就能为身体的健康多增加一层保障。

- 养成健康的生活方式，避免致癌因素的侵害。例如，戒烟、戒酒，多运动，多吃蔬菜、水果和全谷物食品，少吃糖和红肉。
- 接种疫苗，降低发病风险。例如，通过接种乙肝疫苗，可以有效降低肝炎的发病率，最终降低肝癌的发生风险。
- 定期进行疾病筛查。早发现，早治疗，避免良性肿瘤病变发展为恶性的癌症。

🔥 10

当大脑发炎、幸福激素"血清素"
分泌不足，情绪容易失控

抑郁症是一种世界性的疾病，无论国家、无论年龄、无论性别，任何人都有可能罹患抑郁症。

在高度复杂的现代社会，抑郁症究竟普遍到什么程度呢？据世界卫生组织估算，全球有超过 3 亿抑郁症患者。抑郁症已经成为仅次于癌症的人类第二大杀手，是导致自杀的最重要原因之一。

为什么人会得抑郁症？迄今为止，这个问题没有一个确切的答案。抑郁症的产生，有时的确与外部诱因紧密相关，例如遭受不公正的对待、长期的生活及工作压力等，但是更多的情况下，抑郁症是由内在因素引起的。

在人的整个神经系统中，起指挥作用的是大脑。大脑像是一个规模庞大的交响乐团，脑内神经递质充当了乐手的角色，它们通力合作，激活大脑中负责不同情绪的不同部分，奉献出一场又一场激情澎湃的演出，使我们产生各种各样的情感。神经递质之间的平衡维持了人的正常心情。

在所有的神经递质中，血清素发挥了重要的作用，它影响我们的情绪控制、睡眠状况以及记忆和认知功能。如果血清素不足，心情就会起伏不定。每天我们用脑的时间越长，血清素就消耗得越多。

现在我们很清楚，大脑和身体之间是存在免疫交流的。血液中的炎症蛋白，称为细胞因子，可以发送从身体传送到大脑的信号，使大脑也产生强大的炎症效应，而炎症会降低血清素的供给。可见，原本在正常情况下就会不断消耗的血清素，在炎症的刺激下，消耗得更快、更多。血清素的急剧减少，会打破神经递质的平衡，进而导致抑郁症发作。换句话说，抑郁症患者的情绪已经不再受主观的控制。在这种情况下，如果你硬要劝他们高兴起来，相当于对着一台没插电源的电脑狂按开机键。

国外精神病学权威杂志上发表的一项研究表明，约有三分之一的抑郁症患者血液中有较高水平的炎症标志物。这也说明炎症和慢性疾病存在着潜在的关联。

长期的炎症会对大脑产生影响，让人情绪低落，那么掌握科学的降低慢性炎症的方法，就可以缓解和预防抑郁。

◇ 健康饮食

食物分为促炎的和消炎的，多吃消炎食物，少吃促炎食物，就可以降低体内的炎症。可以消炎的食物有西红柿、绿色蔬菜、坚果、鱼等。

◇ **规律运动**

前文中已经提到，有规律地锻炼可以抵抗炎症，哪怕只是每周散步 2~4 小时，也可以有效降低身体的炎症水平。

◇ **缓解压力**

长期的压力会导致体内炎症加剧，利用瑜伽、呼吸练习等，可以缓解身体的压力，降低体内的炎症反应。

🔥 11

脑神经细胞无法再生，
人会变得迟钝，这也和炎症有关

大多数人认为，年纪大了记性变差是一个正常现象，却忽略了这个现象背后隐藏的问题，记忆力变差可能是患上阿尔茨海默病的先兆。

所谓阿尔茨海默病，泛指记忆及其他认知功能出现障碍，以致影响日常生活的症状。其症状常常错综复杂，背后可能的原因也十分广泛，我们熟知的阿尔茨海默病是其中最常见的一种。

阿尔茨海默病非单纯的老化或记忆衰退，而是一种大脑功能逐渐丧失的疾病。我们的大脑里有一类重要的免疫细胞，名为小胶质细胞，约占大脑中神经胶质细胞的20%。小胶质细胞扮演着清道夫的角色，可以清除大脑中的死亡细胞，避免神经元受到伤害；同时，小胶质细胞还扮演着管家的角色，能够通过向神经元发送信号来调节机体的行为反应。没有小胶质细胞的帮助，大脑无法正常工作。

但是，就像人体免疫系统的超速运转会导致炎症及其他对身体有损害的症状一样，小胶质细胞也会变得过度兴奋。当这种情况出现时，小胶质细胞会触发过多的神经炎症，并导致认知、情绪和行为障碍，进而引发阿尔茨海默病。

早期的阿尔茨海默病症状往往容易被忽视，不过只要我们留心，仍然能看出一些征兆。国际阿尔茨海默病协会提出了"阿尔茨海默病10大警讯"，来帮助我们提早发现阿尔茨海默病：

◇ 记忆力严重减退，影响日常生活

完全忘记自己说过的话、做过的事，会不自觉地反复询问相同的事情，即使使用辅助记忆的用品（如纸条或者手机）也于事无补。

◇ 无法制订计划或者无法解决问题

无法制订计划，决断也常常失误，并且会为此感到焦躁。例如，每年都负责安排家庭旅游计划的妈妈，会出现无法计划、决定旅程的情况。

◇ 无法完成熟悉的工作

原本驾轻就熟的事情变得无法应付自如，给日常生活和工作带来困扰。例如，驾龄几十年的老司机开始经常迷路，有多年经验的厨师现在炒出来的菜味道不对了……

◇ 对时间或地点产生困惑

如果一件事情不是当下发生的，阿尔茨海默病患者可能会忘记或者弄错事情发生的时间、地点，即使是在自家周围熟悉的地方，也会找不到回家的路……

◇ 对视觉空间的理解出现障碍

阅读时跳行，无法判断物品的远近，无法辨认颜色等，都是阿尔茨海默病的症状。

◇ 语言能力出现问题

对别人的话一知半解；表达能力变差，无法正确地使用字词，说话前言不搭后语，有时甚至讲到一半就停下来，不知道怎么继续。

◇ 物品放错地方

常常会把物品放在不寻常的地方，例如将电饭锅放进冰箱里，并且放完后不记得物品的位置。

◇ 判断力变差

判断力变差或者决断能力减弱，例如分不清 100 元和 50 元的价值大小，过马路不看红绿灯等。

◇ 退出社交活动

变得不爱出门、不想与人交谈，退出原本喜爱的社交活动。

◇ 情绪及个性改变很大

阿尔茨海默病患者的情绪转变很快，一下子伤心，一下子生气，既敏感又易怒。当他们离开自我认定的舒适圈，遇到无法处理的事务时，就会焦虑，感到害怕，甚至勃然大怒。

　　不少人认为，自己现在正值青壮年，阿尔茨海默病还是一件很遥远的事。然而，越来越多的科学研究显示，青壮年时期的运动量、体重、血压、心智活跃程度，甚至饮食习惯，都与未来患上阿尔茨海默病的概率有直接关系。

　　世界卫生组织明确建议，在认知功能还正常时，应该通过运动、戒烟、减重，控制血压、血糖、胆固醇，以及调整饮食习惯等措施，有效减少未来发生阿尔茨海默病的风险。

12

皮肤受到伤害，保湿能力会下降，容易形成湿疹

作为身体最大的器官，皮肤对我们的重要性不言而喻。皮肤分为三层：表皮、真皮和皮下组织。表皮是皮肤的最外层，由皮脂膜和角质层组成。如果把我们的身体看作一栋房子，皮肤的表皮则是水泥墙，皮脂膜是最外层的水泥，角质层里的角质细胞和细胞间脂质就像砖头一样，一层一层搭建起抵御过敏原、刺激物、细菌和紫外线等物质侵害的屏障。角质细胞里面还有保湿因子，可以帮助身体保存水分，防止电解质和其他营养物质丢失。

作为人体的第一道防线，皮肤就是人体健康的一面镜子。拥有一副好皮肤就像自带美颜功能，让人暗自羡慕。然而，当皮肤接触到外来的刺激物，自身的免疫系统又没有及时地抵御和清除，敏感、刺痒、红疹就找上门了。

许多人觉得皮肤病是小毛病，但切身体会过的人就知道它很难治愈，并且会反复发作，很折磨人。例如特应性皮炎，最常见的症状就是强烈、持续地发痒，不仅如此，还会出现干燥、发红、龟裂、结

痂、流出透明液体等现象，令人苦不堪言。

特应性皮炎通常被称为湿疹，是一种慢性疾病。当患上特应性皮炎，意味着皮肤出现了什么问题呢？简单来说，是皮肤的"护城墙"受到了伤害，角质层功能受损，保湿能力下降，如果不妥善控制，皮肤就会变得脆弱、干燥，外在的过敏原、刺激物、细菌和紫外线等长驱直入，进入皮肤内侧，从而引起一系列炎症反应。特应性皮炎本质上是一种皮肤免疫功能失调的疾病。

特应性皮炎是一种很常见的病症，任何人都有可能患上。除了传统治疗，做好以下几点，有助于控制病情的发展：

- 用温水洗脸、洗澡，既清洁了皮肤，又能让皮肤不至于太干燥。使用温和的清洁产品及护肤产品，避免使用酒精含量高的润肤乳，以免造成灼烧感。
- 洗澡之后避免用力擦拭并快速擦干，及时涂抹乳液和软膏，锁住皮肤在洗澡过程中吸收的水分。
- 保持干净的生活环境，减少尘螨、动物毛、花粉等数量。避免皮肤接触刺激物和粗糙的衣物，例如毛制品。
- 避免抓挠或用力擦拭，以免刺激皮肤。经常修剪指甲，以免因剧烈搔抓和摩擦而皮肤破裂引起感染。

在日常生活中，怎么才能养成肤色均匀、滋润且有光泽的皮肤呢？关于护肤，每个人都有自己的一套理论和习惯，但是有三个原则是大家都应该遵守的：

◇ 清洁不要过度，脸皮稍微"厚"点好

角质层是皮肤最外面的保护层，可以有效地抵御外界刺激，阻止皮肤里的水分蒸发。角质层里都是已经死亡的扁平角质细胞，它们会根据自己的节奏（一般是 28 天）有序地脱落，因此除了适当的清洁，不需要我们过多使用去角质的产品。

◇ 防晒要做到位，皮肤安全很重要

紫外线会破坏皮肤的弹性纤维和胶原蛋白纤维，将皮肤晒黑，还会导致皮肤老化，产生色斑和皱纹，甚至诱发皮肤癌。因此，一定要养成涂抹防晒霜的习惯。一般来说，每次涂抹的防晒霜要达到一枚硬币大小的量才能起到防晒的作用，如果涂抹量不够，防晒效果就会大打折扣。

◇ 护肤掌握分寸，学会给皮肤减负

某些护肤程序必不可少，但是如果在脸上和身上涂抹的护肤品过多，就会给肌肤造成过重的负担。

可以在一定时间段内适当减少护肤产品，例如只用保湿产品，暂缓使用美白或抗皱产品，或者每周选择一天不化妆，让皮肤休息。在此期间，还要注意饮食清淡以及睡眠充足。

🔥13

女性不孕，当心生殖器官发炎了

　　孕育生命是一个复杂而美妙的过程。男人的精子和女人的卵细胞，经历千难万险结合成一颗合格的种子，在女人的子宫里茁壮成长，最终诞生出一个新生命。

　　孕育代表了希望，但是这个过程又充满了不确定性，如果无法孕育，对很多人来说则十分残酷。在中国人的传统观念中，不孕不育是一个难以启齿的问题，总与电线杆上的小广告密不可分。根据世界卫生组织的定义，在不采取避孕措施的情况下，规律性生活尝试怀孕超过 12 个月后未能实现妊娠，即为不孕不育。通俗点说，就是怀不上孕，生不出孩子。

　　女性不孕的原因往往多种多样，但是大多数情况下，女性无缘生育是由于为卵细胞服务的一整套系统出了问题，也就是阴道、子宫、输卵管等生殖器官遭到了病菌的侵扰。

　　◇ **如果通道有炎症，精子的活力就会下降**

　　如果把子宫看作一个被吹得鼓起来的气球，宫颈就是气球的口部。在正常情况下，紧闭的宫颈内口及分泌的黏液担当了"守门员"的责任，拦住了可能感染生殖道的病原体。一旦宫颈出现损伤，阴道的大门失守，外源病原体入侵，就会导致炎症发生。

病原体进入阴道后会改变阴道的酸碱度，不利于精子的"活跃"。这样一来，进入宫颈和子宫腔内的精子数量下降，受孕率也就低了。

◇ **如果子宫腔有炎症，就会影响胚胎的发育**

女性的子宫腔具有储存和输送精子、孕卵着床及孕育胎儿的功能。如果病原体进一步入侵，导致不同程度的宫腔粘连，使子宫内膜缩小、缩窄、变形，即使精卵结合，胚胎的发育也会受到影响，甚至难以存活。

◇ **如果输卵管不通，精子和卵子的结合就会受阻**

妇科感染作祟，精子就无法顺利地从阴道游入子宫腔。即使炎症治愈了，在免疫系统围剿炎症细胞的战场上也会留下一些残留物，可能会化成组织，粘连阻塞腔道。如果输卵管被完全堵死，精子和卵细胞就成了永隔两地的牛郎和织女，结合受阻；如果输卵管被堵了一半，卵细胞受了精却不能进入子宫腔，就会发展成宫外孕。另一方面，输卵管积水所产生的细胞因子，会直接或间接影响精子和卵子质量以及胚胎的发育，最终导致不孕。

以下这些不好的生活习惯容易导致妇科炎症：

◇ 盲目节食

在"以瘦为美"的社会观念影响下，为了追求完美的身材曲线，许多女性盲目节食，营养的匮乏会影响月经的正常周期，还会增加患子宫内膜癌的风险。

◇ 忽视腹痛

很多女性会出现不同程度的痛经症状，这很有可能是子宫肌瘤等疾病造成的，需要引起重视。如果非月经期出现白带增多、下腹坠胀等症状，则有可能患有盆腔炎，需要及时就医。

◇ 过度清洁

很多女性认为阴道里什么菌都没有是最理想的状态，所以经常冲洗阴道，这是不科学的。女性阴道内是一个弱酸环境，乳酸杆菌是阴道环境的健康卫士，可以抵抗外来病菌的侵袭。如果盲目使用清洁液冲洗阴道，把所有有益菌、有害菌都清除了，当有外敌入侵的时候，没有有益菌来保护阴道的安全，阴道就会毫无抵抗力，炎症就很容易复发。

◇ 不良习惯

吸烟、酗酒、摄入过量咖啡因等不良的生活习惯，以及过度的精神压力，会导致内分泌失调，影响排卵，最终导致不孕。

生孩子还是不生孩子，都是女性可以自己选择和决定的。但要知道的是，每一个降临到世界上的孩子，都是幸运儿。谁也不希望不孕不育这一噩梦落在自己身上，可"万一"呢？为了避免妇科疾病发生，在日常生活中要注意以下两点：

◇ **做好卫生，预防感染**

正确的私处护理很重要。每晚冲洗外阴，保持外阴干净、干燥，但要注意的是，不要随意使用洗液，用清水冲洗即可。

◇ **月经不调，早点就医**

如果"大姨妈"的量、颜色、频率不正常，或者出现闭经、痛经、崩漏等现象，都是生殖系统在发出报警讯号，往往预示着各种各样的妇科疾病。但无论哪种，都可能会在怀孕的大路上设下路障。如果真的想要生小孩，就尽早就医，规划好自己的人生。

🔥 14

男性不育，从抗炎的角度来处理

一个残酷的现实情况是，如果一对夫妻生不出孩子，尤其是生不出儿子，都认为是女方的错。这是落后且错误的传统观念在作祟。快抛弃这种愚蠢的想法吧！不孕不育的责任，男女基本各担一半。

据世界卫生组织认定，凡夫妻婚后同居 2 年未采取任何避孕措施，由男方原因未能使女方怀孕者，即为患有男性不育症。

形象一点说，和生育有关的三个因素是土壤、种子和环境。正常妊娠不仅需要母亲提供肥沃的"土壤"，更需要父亲播撒优质的"种子"。然而，随着现代生活中男性压力的逐年增高以及受到其他因素的影响，越来越多的男性朋友不能生育。

临床资料证明，男性不育症的发生与炎症有着直接或间接的密切关系。那么，男性不容忽视的炎症有哪些呢？

- **睾丸炎**。睾丸是男性非常重要的器官，好比生产精子的仓库。睾丸的健康状况会直接影响精子的质量。如果各种致病细菌和病毒通过血液、淋巴管与输精管或附睾途径进入睾丸，引发炎症，就可能导致性功能下降甚至丧失。

- **前列腺炎。**前列腺被称为男人的"生命腺"，一旦发炎就会成
  为"烦恼腺"，多表现为全身无力、腰部酸痛，会阴及肛门有
  不适下坠感，伴有尿痛、尿频、尿急甚至血尿，有的人性欲减
  退，出现早泄或阳痿等。
- **附睾炎。**附睾紧贴于睾丸后外侧，是精子的必经之路，也是精
  子发育、成熟的摇篮。如果附睾出现炎症，发生病变，会导致
  死精、无精，可能造成不育。

男性的身体特征决定了尿道和精液共用同一个出口，泌尿系统的
感染有可能殃及生殖器，例如附睾炎、睾丸炎就是由尿道炎引发的。
因此，如果泌尿系统出现三种情况，就要提高警惕：

- **尿液异常。**如果尿路感染了，会引起尿液的异常改变，常见的
  有细菌尿、脓尿，甚至血尿等。
- **排尿异常。**当出现尿频、尿急、尿痛，或者是偶尔的尿失禁症
  状时，都要引起重视。
- **腰痛。**男性泌尿系统感染还会出现一种常见的症状就是腰痛，
  肾脏及肾周围疾病都会导致男性腰痛。

如果出现这些症状后不及时去泌尿科询问医生的意见，将来可能
就得去生殖科。同时，对所有疾病都应该遵循一个共同的原则，即防
患于未然。那么需要怎么做呢？

- 健康饮食，少抽烟、喝酒、熬夜，能有效提高精子质量。
- 积极参加体育锻炼，不仅能避免精子活力低下，更能预防各个系统的慢性疾病。
- 远离一切危害睾丸的环境，比如温度过高的桑拿房，重金属或化学物质污染严重的工作场所等。

不健康的生活方式不光损耗自己的身体，还有可能丧失未来生育孩子的机会。人生是一次单程体验，从现在开始养成一些良好的习惯，将炎症扼杀在摇篮里，别等到真的无法生育了才追悔莫及。

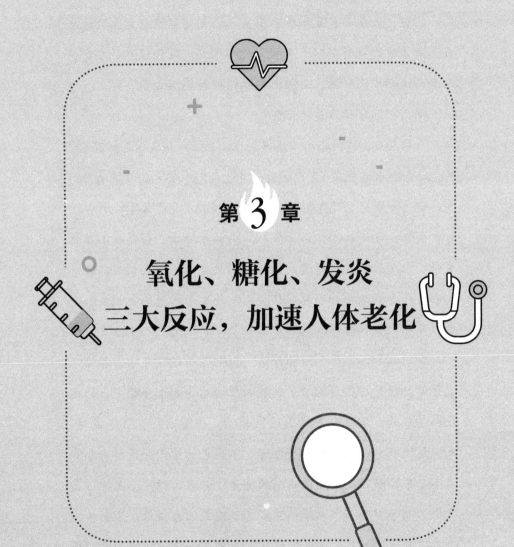

第 **3** 章

氧化、糖化、发炎
三大反应，加速人体老化

医学文献证实，有100多种慢性疾病都是由氧化应激引起的。应激，表明是突发事件。当身体遇到突发情况需要快速反应，身体系统就特别容易出错，使人生病。氧化应激是在炎症反应的过程中产生的，会降低细胞的抗氧化能力。

那么，到底什么是氧化呢？

众所周知，我们之所以能够生存、生活，和氧气是密不可分的。氧气为人体提供了必需的能量，是我们人类无法分割的好朋友。但是如果从微观角度分析，这件事情并没有这么简单。

当氧分子进入人体后，会和体内物质结合，帮助我们维持生命。但是除了我们所需的能量外，氧分子和体内物质结合的过程中还会代谢出一些坏家伙，也就是我们常说的自由基。自由基是导致氧化的元凶。

我们都知道，原子核和外层成对的电子组成原子，原子组成分子，分子再组成物质。一般物质的结构都十分稳定，自由基却不一样，它是一种带电的氧分子，但是它的电子不成对。也就是说，自由基缺少一个电子。不稳定的结构导致自由基非常不安分，随时抢夺周围物质的电子，让自己稳定下来。可是被抢的分子少了一个电子，变成了不稳定的自由基，又会去抢夺其他分子的电子。如此循环往复，形成一个破坏性的连锁反应，带来一些不好的后果。

这场骚动就是氧化过程，是自由基攻击细胞和启动炎症的一系列连锁事件，会给我们带来大量的健康隐患。

自由基：身体的衰老早在
第一条皱纹出现之前就开始了

自由基是一个统称，大多数自由基对我们身体是无害的，有害的是活性氧类。自由基不仅存在于人体内，也来自人体外。

- **环境因素。** 空调、冰箱的大量使用，增加了空气中的氟含量，破坏了能过滤紫外线的臭氧层，催生了更多的自由基；汽车、工厂等排放出来的二氧化碳和有害气体，令空气中产生大量自由基；农药等化学试剂的使用，剥夺了土壤原有的营养素，使得农作物无法清除自由基……

- **膳食因素。** 现代生活节奏越来越快，很多人的作息无法规律，饮食习惯也变得混乱，例如一日三餐不按时吃饭，或只吃精制大米和面粉等，导致体内缺乏必要的纤维素和 B 族维生素，促进了自由基的生成。

- **生活方式。** 生活压力过大，会增加大脑和其他器官的脂质过氧化反应，产生自由基；酗酒、吸烟等不良生活习惯也会促进体内自由基的产生。

由此可见，在内外因素的交替作用下，我们的体内每时每刻都在产生自由基。

⊙ 自由基连锁氧化反应使细胞受害，是万病之源

自由基能帮助体内细胞传递能量，当它们数量稳定且被封闭在细胞内不能乱跑时，对人体是有益的；但是当自由基的数量超过一定范围，便会失去控制，开始在体内破坏健康细胞，影响人体机能的正常运作。

自由基首先会攻击细胞膜，因为细胞膜极富弹性和柔韧性，电子很容易丢失，所以成了自由基的首要目标。一旦自由基夺走了细胞膜的电子，细胞膜就会丧失弹性及一切功能，从而导致心血管疾病。

自由基还会破坏基因的分子结构，导致基因突变，使得整个生命系统出现混乱。如果任由自由基长期在人体内横行，造成的结果就是引发各种慢性疾病。

⊙ 自由基加速衰老和老化

我们总以为衰老是五六十岁以后才需要担心的事情，殊不知，身体的衰老早在第一条皱纹出现之前就已经开始了。

在大多数人眼里，皱纹和色斑只是岁月的痕迹，却没有意识到，皱纹和色斑实际上预示着我们的皮肤产生了疾病。当皮肤生病之后，如果不立即采取措施，它们会迅速恶化，速度甚至比你想象的还要快。

25 岁时，眼角出现了细纹，但对年轻的容貌没有太大的影响；30

岁到 40 岁时，细纹逐渐加深、增多，鱼尾纹也悄悄地爬上了外眼角；到了 50 岁，除了口角出现细纹，唇纹也出现了；60 岁时，皱纹已经布满全脸……

不仅仅是皱纹，随着时间的流逝，胶原蛋白也会逐渐流失。人体的胶原蛋白含量在 20 岁时达到顶峰，此后，每 10 年约下降 1000 克；40 岁时，胶原蛋白的含量不及 18 岁的一半。胶原蛋白的流失会导致皮肤越来越松弛。

除此之外，其他的皮肤问题，诸如皮肤黯黄、敏感脆弱、缺水干燥，一个也少不了。

如果你仔细观察会发现，皮肤问题不是单独出现的，而是相伴发生的，如果肌肤松弛了，色斑也一定会出现。我们很难发现一张长满了皱纹却没有色斑的脸庞。

在正常情况下，有了胶原蛋白和细胞间脂质等物质，肌肤才能保持饱满的状态。可自由基却是无敌破坏王，它攻击皮肤细胞膜，破坏胶原蛋白，造成皮肤组织活力下降，失去弹性，出现皱纹，同时脂褐素越积越多，慢慢形成色斑。

自由基不仅破坏表面的皮肤，它还是埋在我们身体里的"雷"。体内的正常细胞一生中平均能分裂 40~60 次，然后就会死亡，但由于细胞可以复制，让人体机器得以继续正常运转。细胞功能的好坏决定了人体是否健康。然而，当细胞遭受到自由基的攻击后，会失去功能，产生病变，器官和组织就会老化。

2

做好这两项，皮肤抗衰就成功了一半

炎症之于皮肤，就像压力之于我们每一个人，从四面八方席卷而来。环境污染、吸烟、过量运动、日晒，甚至是一些不明确的因素，都会诱发皮肤里形成过多的自由基，对着正常细胞"拳打脚踢"，一通破坏，引起炎症反应。如果体内的防御系统无法抵抗或调节过多的氧化自由基，就会造成氧化压力。

这些氧化反应和炎症反应会严重影响细胞的正常功能，加速它们的衰老，给身体带来更多伤害。因此可以说，只要做好了抗炎和抗氧化，皮肤的抗衰老事业就成功了一半。

☉ 如何知道身体的氧化压力偏高？

闭上眼睛，把注意力集中到呼吸上，想象一下身体内部正在发生的事情：氧气通过鼻子到达肺部，随后，氧分子通过肺泡薄薄的细胞壁进入血液，然后再传输到身体的各个部分……

氧气为我们的身体注入了能量和生命力，然而，跟随它的坏家伙——自由基，特别是活性氧自由基，可以攻击包括 DNA 在内的几乎所有生物分子，产生以下后果：

- 破坏细胞的结构和功能，削弱细胞的抵抗力，使身体易受病菌感染，甚至形成致癌物质。
- 破坏遗传基因组织，造成基因突变，演变成癌症。
- 破坏蛋白质，破坏体内的酶，导致炎症和衰老。
- 破坏脂肪，使脂质过氧化，导致动脉粥样硬化，引发心脑血管疾病。
  ....

也就是说，不论身体的哪个部分受到自由基的侵害，其组织都会因为氧化压力而受到伤害，随着时间的推移，人就可能患上以下代表性疾病：

- 心脏循环系统疾病，如动脉硬化、心肌梗死等。
- 肺部疾病，如肺气肿、哮喘、感冒、肺炎等。
- 肾脏疾病，如肾炎、重金属引发的尿毒症、肾脏移植排斥反应等。
- 血液疾病，如贫血、白血病、败血症等。
- 消化系统疾病，如十二指肠溃疡、肝炎、肝硬化、糖尿病等。

⊙ 从食物和抗氧化补充剂来抗炎

一旦意识到了氧化压力对身体的危害，我们就会知道优化自身防御系统的重要性。

既然人类无法逃避自由基的包围和夹击，那么就只有想方设法降低自由基的含量。从身体的内在因素出发，抗氧化的有效解决方案有两种：阻止多余自由基的产生和借助抗氧化物质消除多余自由基。为了让体内的自由基可控地为我们服务，就需要摄入足够多的来自天然食物中的抗氧化物。

- 许多新鲜水果和蔬菜中都含有大量的维生素 C。维生素 C 是抗氧化的主力，也是我们最常见、最熟悉的一种强抗氧化剂，它可以通过还原作用消除有害氧自由基的毒性。

- 谷类、坚果类、绿叶蔬菜、肉、蛋、奶等都含有维生素 E。维生素 E 可以对抗氧化反应，保护细胞免受自由基的攻击。如果日常饮食是正常且均衡的，可以保证体内有充足的维生素 E。

- 一般来说，蓝紫色蔬果，如葡萄、茄子等，都含有原花青素。原花青素具有良好的清除能力，可以有效抵抗和降低体内的自由基含量。

- 橙黄色蔬菜如西红柿、胡萝卜等中的类胡萝卜素具有抗氧化的作用。

- 硫辛酸是一种强大的抗氧化物质，大量存在于动物细胞的线粒体中，而动物体内线粒体含量最多的器官就是肝脏，因此，适当多吃一些动物肝脏，有助于补充硫辛酸。其他含有硫辛酸的食物有肉类以及马铃薯、菠菜等。

要注意的是，如果单独补充维生素补充剂，只能作为天然食物的辅助，不能过量食用哦！

3

反式脂肪酸：餐桌上的定时炸弹

远古时代，人们能吃到的大多是野菜、草根，人类对食物的渴望在那个时候就埋下了种子。到了先进的现代文明社会，人类终于获得了食物自由，然而物极必反，食品的种类越来越多了，其中隐藏的健康危害也越来越多。

说起反式脂肪酸，不少有"要吃得健康"意识的人知道，它是一种对身体不好的物质，但对于反式脂肪酸到底是什么、有什么危害，不一定都一清二楚。那么，我们就先从它的概念讲起。

脂肪是由脂肪酸和甘油形成的甘油三酯，根据结构的不同，脂肪酸也有不同的种类，反式脂肪酸就是其中一种，因其化学结构上有一个或多个"非共轭反式双键"而得名。

反式脂肪酸是一种不饱和脂肪酸，主要有两种来源。第一种来源是天然食物，最主要的是牛、羊等反刍动物的肉、脂肪、乳和相关乳制品。第二种来源是加工，最主要是植物油的氢化、精炼过程。氢化植物油可以用来烘焙（蛋糕、饼干等）、油炸（炸薯条、炸鸡、炸鱼等）或者被当作食用油（大豆油、葵花籽油、棉籽油、棕榈油等）。

问题来了，反式脂肪酸有什么危害?

1957 年，《科学》杂志曾刊登了一份研究报告，其内容引起了很多科学家的注意。这份报告称，专家在解剖一位死者尸体时发现，这名死者的身体器官上都附有反式脂肪酸，尤其是心脏，上面的反式脂肪酸最多。这说明了什么? 反式脂肪酸很难像其他脂类物质一样正常代谢，一旦摄入，就会顽强地存留在人体内。后来人们发现，一般脂肪在身体里只要 7 天左右就会被代谢，而反式脂肪酸的代谢时间超过了 60 天!

科学家对此现象做了进一步研究，发现了一个令人震撼的真相——如果体内反式脂肪酸过多，会取代全身的正常脂肪酸，进而影响正常细胞的功能。

人体自然生成的脂肪酸是构成细胞膜的重要成分，也具有为细胞站岗放哨的功能——为细胞必需的养分发放通行证，不必要的养分则被它拦在门外。如果反式脂肪酸混入正常脂肪酸里，就会打乱细胞的平衡，占领原本属于健康脂肪酸的领地，使细胞失去正常运作的能力。

不仅如此，过量摄入反式脂肪酸还会提升罹患冠状动脉血管疾病的概率。

低密度脂蛋白胆固醇俗称"坏胆固醇"，是引发动脉硬化的元凶; 高密度脂蛋白胆固醇俗称"好胆固醇"，可以将肝外组织中过多的胆固醇转运到肝脏代谢，具有降低心血管疾病风险的作用。而反式脂肪酸正好会提高人体内低密度胆固醇的指数，同时降低高密度胆固醇的指数。

　　鉴于反式脂肪酸对健康的不良影响，世界各国和国际组织开始正视反式脂肪酸所带来的问题。世界卫生组织是什么态度呢？它建议，对于一个健康成人而言：

- 每天膳食脂肪供能不要超过全天热量摄入的30%，以确保维持健康体重。
- 饱和脂肪供能不要超过全天热量摄入的10%。
- 反式脂肪酸供能不要超过全天热量摄入的1%（大致相当于2克）。

　　当然，一点都不摄入反式脂肪酸是不可能做到的，毕竟天然食物中也存在反式脂肪酸。我们能做到的是，通过以下几点尽量少摄入反式脂肪酸：

- **炒菜少放油。** 植物油是反式脂肪酸的主要来源，因此，减少烹调中植物油的用量，可以避免摄入过多的反式脂肪酸。同时，也要避免油温过高和反复煎炒烹炸。
- **学会识别成分。** 购买食品时注意看食品成分表，代可可脂、植物黄油、植物起酥油、人造奶油、人造黄油、植脂末等使用的都是氢化植物油。少吃薯条、薯片、蛋糕、威化饼干、夹心饼干等食品。
- **远离垃圾食品。** 奶茶、甜品、炸鸡、比萨等没有包装的加工食品，没有质检和配料表，无法得知制作过程中是否使用了添加剂，与其担心其中的成分超标或者不合格，倒不如买菜做饭，享受人间烟火。

当然，如果你实在记不住这么多，可以用一个最简单的方法——远离任何"热量极高却没有什么营养"的食物。生命里会面临很多选择，但是决定权在你自己手上。

4

抗炎就是在抗氧化

发炎是身体的免疫反应，如果纵容自己的身体长期处于慢性炎症状态，就可能埋下各种危险的种子，甚至包括致命的疾病。氧化应激是在炎症反应的过程中产生的，会降低细胞的抗氧化能力。因此，也可以说，抗炎就是在抗氧化。

⊙ 苹果发黄、铁块生锈都是氧化

苹果刚切开的时候，我们看到的果肉一般是白色的，时间放长了，暴露在空气中的果肉会发黄甚至发红，这种现象就是氧化——苹果里的酚类物质被氧化成了黄色的醌类物质。

还有一种常见的氧化现象就是铁块生锈。一个铁块放置在空气中，铁元素会与氧气发生化学反应，形成铁锈。一块铁板生一点锈，似乎没有什么影响，但是如果放任不管，氧化反应越来越严重，几年的时间就会把厚厚的铁板锈穿，一块好好的铁板就完全废掉了。

人体内也存在氧化现象。皮肤的氧化表现为逐渐滋生的斑块以及越来越多的皱纹；血管的氧化表现为血管的硬化或者脆化；大脑的氧化表现为记忆力衰退……

⊙ 氧化和发炎几乎同时发生

人体有两大防御长城：第一个是免疫系统，它是人体抵御疾病的"国防军"，负责抵御外部入侵，这是先天所具有的；第二个是抗氧化系统，它是人体抵御疾病的"警察"，负责消除内乱，是需要后天来建立加强的。我们生活在一个氧化的时代。

如果一个细胞被氧化，结构、形态和功能就会发生改变。身体免疫系统不能识别被氧化的细胞，就会发动"内战"，派出免疫细胞攻击、杀死它们。由此，这些被氧化的细胞就发生质变，成了炎症细胞。

可见，发炎和氧化几乎是同时发生的，我们甚至可以重新命名炎症，如氧化炎症应激或者炎症氧化应激，或者氧炎反应。

⊙ 氧化、糖化、发炎三大反应，加速人体老化

不管是人还是动物，身体都是由无数细胞构成的。人体的一切变化，例如衰老，都始于某个细胞的一场氧化反应、一个基因突变、一群炎症因子的释放……直到这些变化发生于身体里的每一个细胞。可以说，当我们逐渐衰老的时候，没有一个细胞是无辜的。

很多情况下，人体衰老的主要原因是氧化反应。过多的自由基攻击体内的正常细胞，抢夺细胞中 DNA 和蛋白质等分子的电子，让这些物质发生变化，在身体上的表现就是我们最不愿意见到的衰老。

皮肤衰老的过程中，慢性炎症也逃不脱干系。这里的慢性炎症和我们平时说的痘痘、皮炎之类的炎症不大一样。皮肤科医生将皮肤里的慢性炎症描述为可控、低度、系统性、无症状，简单点说，皮肤里的慢性炎症没有明显的表现，但就是无处不在，会让人在不知不觉中变老。

上文已经说过，发炎和氧化几乎是同时发生的，氧化应激会促进慢性炎症的发生，慢性炎症又会更进一步加速氧化应激的进程，它们狼狈为奸，共同加速人体的老化。

和发炎、氧化一样，体内的糖化也是无法避免的，是皮肤衰老的重要机制之一。

许多食物烹饪的过程中会产生美拉德反应，即还原糖类与蛋白质中的氨基酸发生反应，生成棕色或黑色的大分子物质，使食物出现好看的焦黄色泽以及诱人的风味，给人带来饱餐一顿的愉悦。但是，如果美拉德反应发生在脸上，我们就高兴不起来了。人体内的糖化可以理解为降温后的美拉德反应，只不过反应场所不在锅里或者碗里，而是在人的身体里。

我们都知道，糖是人体的能量来源，而体内没有被消耗掉的糖会变得"不受控"。糖和一系列蛋白质、脂类等大分子物质结合后，会形成晚期糖基化终末产物（AGE），这是一个比岁月更催人老的恐怖分子。

晚期糖基化终末产物累积附着在细胞、关节、器官、皮肤以及机体的其他系统上，如同铁锈侵蚀汽车，慢慢地侵蚀我们的身体。而且，糖化还会促进自由基的形成，进一步激发氧化反应和炎症反应。

可以说，氧化、发炎和糖化三者形影不离，形成了恶性循环，极速"收割"年轻的身体。看到这里，你是不是不由得仰天长叹：人体苦衰老久矣！

第 **4** 章

你吃的食物是抗炎
还是促炎的？

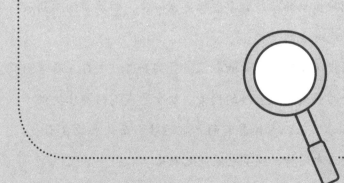

人体由大约 40 万亿~60 万亿细胞组成，细胞的基本组成元素有氧、碳、氢、氮、硅、钾、钙、磷、镁，这些元素为我们的身体保驾护航：当需要休息时，钙可以帮助细胞放松；当需要活力时，钾可以刺激细胞；镁和其他矿物质都有助于身体里的各个细胞发挥其功能……

人体内所有的碳元素可以制作 9000 支铅笔，所有的磷元素可以制作 2000 个火柴头，所有的铁元素可以制作一枚铁钉……这样一比较，你是不是对身体有了新的认识？我们身体里的每一个角落，都存在着这些元素，它们看不见、摸不着，也很难感觉得到，却是帮助我们维持生命活力和身体健康的大功臣，它们协助细胞阻止有害的化学物质、毒素或病菌等入侵体内，而健康的秘密就在于此。

这也印证了那句话：你就是你所吃的食物做成的。不管是手、脚、骨骼、神经还是大脑，都是由食物生成的。平均每过半年，我们身体里的细胞就要整体更新一次，制造新细胞的原料就是平时吃进去的食物。

根据现代医学和营养学的研究，我们知道，一日三餐是影响人体健康的最大、最直接的因素。饮食为我们的身体提供了必需的营养素，保证人体器官的正常运转。而如果饮食不当，人体就无法正常运转，疾病也就随之而来了。

我们吃下的每一口食物，都在悄悄地影响着我们的身体。因为按照一定的标准，食物可以促进或抑制体内的炎症，影响某些疾病的发生和发展。接下来，我们来了解一下，哪些食物"抗炎"，哪些食物"促炎"。

1

抗炎食物金字塔

虽然有时候发炎是"小病"，但是却不容忽视，因为炎症一旦失控，就有可能连累全身。合理饮食可以缓解或者降低我们体内的慢性炎症反应。

亚利桑那大学医学教授安德鲁·威尔博士提出了著名的"抗炎食物金字塔"，从塔尖到塔底一共有12层，其中每一层的食物具体如下：

◇ 第一层（塔尖）——健康甜品

代表食物：无糖干果、黑巧克力等。这类食物富含具有抗氧化功效的多酚物质，有助于增加血流量。巧克力中的可可含量越高，糖分越少，越健康。

饮食建议：每周吃2~4次，每次28克（约等于半个鸡蛋的重量）。

◇ 第二层——红酒

红酒富含抗氧化剂白藜芦醇，可以降低血液的黏稠度。不过，红酒并不是必须摄入的一类食物，可喝可不喝。

饮食建议：如果是饮酒人士，建议每天不超过 1~2 杯；如果你本来就滴酒不沾，建议保持自己的习惯。

◇ 第三层——膳食补充剂

按照成分，膳食补充剂可以分为维生素、矿物质、氨基酸等，有助于补足人体必需的营养素。

饮食建议：尽量从天然的食物中获取人体必需的营养素。如果日常饮食不规律，可以食用适量的膳食补充剂。

◇ 第四层——茶

代表食物：白茶、绿茶和乌龙茶。这些茶叶中富含具有抗氧化和消炎功效的儿茶素，能有效抑制细菌。

饮食建议：每人每天喝 2~4 杯茶。

◇ 第五层——健康药草和调味品

代表食物：生姜、大蒜、辣椒、肉桂、迷迭香和百里香等。这类调味品中含有大量的天然抗炎物质，如二烯丙基硫化物、姜黄素等。

饮食建议：可以每天食用。

◇ 第六层——富含蛋白质的食物

代表食物：酸奶、鸡蛋、去皮鸡肉和瘦肉等。这类食物富含优质蛋白质，而蛋白质被称为"一切生命的物质基础"，有助于促进身体细胞的新陈代谢，提高免疫力。

饮食建议:每天摄入 1~2 份富含蛋白质的食物(每份相当于 28 克奶酪、1 杯 227 毫升牛奶、1 个鸡蛋或 85 克去皮鸡肉)。

◇第七层——蘑菇

代表食物:香菇、金针菇、平菇、猴头菇等。这类食物含有具有增强免疫力的多种天然物质和菌类多糖,可以降低引发炎症的风险。

饮食建议:可以每天食用。

◇第八层——大豆食品

代表食物:豆腐、豆豉、毛豆、豆浆等。这类食物中富含大豆蛋白和大豆异黄酮,具有抗氧化、增强免疫力和预防癌症等功效。

饮食建议:每天摄入 1~2 份(每份相当于 1 杯豆浆、半杯熟毛豆)。

◇第九层——鱼和海鲜

代表食物:三文鱼、沙丁鱼和鳕鱼等。这些食物中富含具有抗炎属性的 ω-3 脂肪酸。

饮食建议:每人每周摄入 2~6 份(每份约 113 克)。

◇第十层——健康脂肪

代表食物:有机菜籽油、坚果以及亚麻籽等。这些食物中含有的健康脂肪具有一定的抗炎属性。

饮食建议:每天摄入 5~7 份(每份相当于 1 茶匙核桃油、1 汤匙亚麻籽或 28 克牛油果)。

◇第十一层——全谷食物、面食、豆类

代表食物：全谷食物包括小米、大黄米、糙米等，能够防止血糖骤升，有助于控制炎症；面食包括全麦面条、荞麦面条等，有助于控制血糖；优质豆类包括绿豆、豌豆和扁豆等，其富含 B 族维生素、镁、钾和可溶性膳食纤维，有助于抗炎。

饮食建议：全谷食物每天摄入 3~5 份（每份为半杯），面食每周2~3 份（每份为半杯），豆类每天 1~2 份（每份为半杯）。

◇第十二层（塔底）——蔬菜、水果

代表食物：健康蔬菜包括菠菜、芹菜等深绿叶蔬菜，西蓝花、卷心菜、羽衣甘蓝等十字花科蔬菜，胡萝卜、西红柿、海带等深色蔬菜，等等；健康水果包括蓝莓、草莓、橘子、石榴、樱桃、苹果、梨等。这些蔬菜和水果中富含各种抗氧化剂，能有效抑制炎症。

饮食建议：每天至少摄入 4~5 份蔬菜（每份约 80 克），3~4 份水果（每份相当于一个中等大小的水果）。

当然，食物不等同于药物，企图用它们来立即消炎是一种天真的想法。抗炎食物本身不是抗生素，不能被当作消炎的法宝。但是，如果我们养成经常吃、长期吃抗炎食物的习惯，就可以利用这些食物中的有效抗炎成分，提高机体的自身免疫力，预防许多疾病的发生。

⊙ 鱼类、肉、蛋、奶里的抗炎成分

鱼类、肉、蛋、奶，这四大类食物是我们在日常饮食中必定会涉及的。它们的营养价值极高，不但能提供优质蛋白质，还富含维生素和矿物质等，是人体营养的重要保障。

◇ ω-3 脂肪酸

代表食物：金枪鱼、三文鱼、沙丁鱼、鳕鱼、秋刀鱼等。

抗炎机理：

ω-3 脂肪酸属于不饱和脂肪酸，是人体必需的重要物质，它是细胞膜的重要组成成分，可以保证细胞的正常功能，具有抗炎、抗血栓形成、降低血脂和舒张血管的特性。ω-3 脂肪酸对于关节酸痛、偏头痛有一定的缓解作用。

人体自身无法制造 ω-3 脂肪酸，只能依靠饮食或者从其他途径摄入。深海鱼类富含 ω-3 脂肪酸，更具体一点来说，脂肪含量越高的鱼，其体内的 ω-3 脂肪酸的含量越高；颜色越深、肉质越油的鱼类，ω-3 脂肪酸的含量也越高。

◇ 蛋白质

代表食物：动物肌肉、乳制品、蛋、豆类、谷类等。

抗炎机理：

参与人体生命活动的蛋白质大概超过了 10 万种，其中有的蛋白质是身体组织的重要组成成分，例如肌肉组织，如果蛋白质摄入太少，肌肉量就随之减少；有的蛋白质是传导物质，承载了消化转运等职责，例如我们的大脑活动时，每一次有效的神经冲动都需要传导物质的帮忙，如果蛋白质摄入不足，就容易导致注意力不集中、反应慢。脑力工作者尤其要注意多吃富含蛋白质的食物。

◇ 益生菌

代表食物：酸奶、奶酪、泡菜等。

抗炎机理：

益生菌是活的微生物，对人体有好处，而不是指某一种细菌。

双歧杆菌和乳酸菌是公认的安全益生菌，在健康人体肠道中的数量比例也较高。乳酸菌对于身体有重要作用，可以提高免疫力，促进肠道有益菌的生长与繁殖，还可以产生抑菌物质，保障人体的健康。双歧杆菌是人类肠道菌群的重要组成部分，有助于调整肠道的微生态平衡。

需要提醒大家的是，发酵菌和益生菌是两个概念，普通酸奶里面是没有益生菌的。但是现在很多品牌的酸奶中添加了益生菌，我们在购买前要仔细查看包装和成分。

⊙ 谷物、薯类、豆制品里的抗炎成分

小米、糙米及豆类等未经过精加工的粗粮或全谷物食品，含有较多的膳食纤维，可以降低胆固醇和甘油三酯，防止血糖骤升，有助于控制或减少炎症反应。

◇ 膳食纤维

代表食物：糙米、红豆、绿豆、燕麦等。

抗炎机理：

膳食纤维是植物中不能被消化的多糖，也就是质地较粗、不易咀

嚼消化的部分，如小麦、大米的壳，水果的皮，蔬菜的筋等。

膳食纤维分为可溶和不可溶两类。其中，可溶性膳食纤维具有吸水的能力，在体内膨胀后能带给我们饱腹感，而且它们还具有很强的吸附性，可以阻拦胃肠道吸收葡萄糖、脂肪酸等，降低炎症的发生率；不可溶膳食纤维不溶于水，有助于刺激肠道蠕动，改善便秘等。总的来说，充分摄入膳食纤维，可以降低患糖尿病、肠道疾病、心血管疾病等风险。

由于膳食纤维的口感不好，我们在很长一段时间里都在努力研究怎么去除食物中的膳食纤维，饮食越来越精细化，导致膳食纤维的摄入量也越来越少。根据中国营养学会的建议，成人每天应摄入 25~30 克的膳食纤维。如果你每天吃了足够的新鲜蔬菜、水果和豆类，那么基本不会有缺乏膳食纤维的风险。但是如果你特别忙，没有办法做到每天吃那么多种类的新鲜蔬果，那么推荐你吃一个很方便的食物——红富士苹果。

要注意的是，由于大部分膳食纤维不能被人体吸收，肠胃不好的人可以适当减少膳食纤维的摄入量；消化能力弱一些的老人或儿童，则应该将富含膳食纤维的食物煮至软烂后再食用。

◇ **黏蛋白**

代表食物：山药、芋头、红薯等。

抗炎机理：

黏蛋白是黏膜上皮分泌的"润滑剂"，一般覆盖在结膜、呼吸道、胃肠道等部位。

不同的组织器官会分泌出不同的黏蛋白。例如，眼结膜分泌眼表黏蛋白，起到湿润眼球、避免眼睛损伤的保护作用；胃黏膜上皮分泌胃黏蛋白，可以保护胃黏膜。如果体内的黏蛋白含量不足，黏膜上皮就容易受到损伤，增加了细菌、病毒等入侵的风险，容易引发胃炎、胃癌等疾病。

根据《中国居民膳食指南》（2016 版）的建议，每天可吃 50~100克薯类作为主食的一部分。

◇ **大豆蛋白**

代表食物：糙米、红豆、绿豆、燕麦、豆腐、豆浆、豆干等。

抗炎机理：

大豆蛋白即大豆类食物所含的蛋白质，是最好的植物性优质蛋白质，属于完全蛋白质（含有所有必需氨基酸），有"植物肉"的美称。

大豆蛋白的氨基酸组成最接近于人体必需氨基酸，因此具有很高的营养价值。而且，大豆蛋白有降低胆固醇的功效，可以防止心血管疾病的发生，减轻糖尿病患者的肾脏负担。

某些特殊人群，如儿童、孕妇、处于哺乳期的女性、年长者等，都需要补充大量的大豆蛋白。

◇ **大豆异黄酮**

代表食物：腐竹、大豆粗粉、豆腐、豆腐干、豆浆等。

抗炎机理：

　　大豆异黄酮是大豆类食物中含有的一种植物雌激素，如果摄入足够的大豆异黄酮，有助于稳定人体的激素水平：当体内的雌激素不足时，它可以占据雌激素受体；当体内的雌激素过多时，它可以发挥抑制作用。

　　流行病学研究表明，食用大豆异黄酮有可能降低乳腺癌的发病风险。此外，它有类似雌激素的作用，可以改善骨质疏松和代谢功能，防治心血管疾病等。

⊙ 蔬菜里的抗炎成分

　　根据《中国居民膳食指南》（2016 版）的建议，要保证每天摄入300~500 克蔬菜，其中深色蔬菜占二分之一。深色蔬菜也就是颜色比较深的蔬菜，包括深绿色蔬菜、橙黄色蔬菜和深紫红色蔬菜三大类。相对于浅色蔬菜来说，深色蔬菜中含有更多对人体有益的抗炎成分，有助于减轻炎症反应。

◇ 类胡萝卜素

代表食物：胡萝卜、芥蓝、绿色花椰菜等。

抗炎机理：

类胡萝卜素是广泛存在于自然界的天然色素，常见的类胡萝卜素有 α - 胡萝卜素、β - 胡萝卜素、玉米黄素、β - 隐黄素、叶黄素、番茄红素。

近年来，越来越多的研究发现，类胡萝卜素是一种对人体有很多好处的营养素，兼具抗氧化和免疫调节的功效。它可以直接作为抗氧化剂来清除自由基，延缓细胞和机体的衰老。类胡萝卜素还能在人体中转变成维生素 A，有助于维持上皮细胞的正常代谢，调节免疫反应。

◇ **叶酸**

代表食物：深绿色蔬菜，如西蓝花、菠菜等。

抗炎机理：

叶酸不是酸，而是一种维生素，也是合成 DNA 的重要原料。叶酸是保证细胞正常分裂增殖的重要成分，还能有效清除血液中过多的代谢产物，降低心脑血管疾病的发病风险。

叶酸的知名度很高，常常被视为"好孕"的象征。虽然人体的肠道细菌本身可以合成叶酸，食物中也能够获取叶酸，但是对于健康的女性来说，至少要在准备怀孕前一个月开始吃叶酸补充剂，在备孕和怀孕期间也需要额外补充大量叶酸。

◇ **谷胱甘肽**

代表食物：芦笋、卷心菜、土豆、西红柿、黄瓜。

抗炎机理：

谷胱甘肽的主要功能之一是抗氧化，可以帮助机体清除自由基和过氧化物，维持细胞结构的完整性和功能的稳定性。如果体内的谷胱甘肽缺乏，炎症过程中生成的反应性代谢物，如自由基，就容易损伤组织器官。

⊙ 种子里的抗炎成分

有一句话是这样说的：从鹦鹉到人，聪明的动物都吃种子。

种子类食物确实具有很高的营养价值，在《中国居民膳食指南》（2016 版）中，大豆及坚果类的建议摄入量是每人每天 25~35 克。

必需脂肪酸、矿物质、维生素 E 和蛋白质等，都是种子类食物中富含的营养素，其中很多成分都属于抗氧化剂，可以帮助身体抵抗和修复损伤引起的炎症。

◇ α- 亚麻酸

代表食物：亚麻籽、核桃。

抗炎机理：

必需脂肪酸是指那些人体自身没有办法合成，必须从食物中获取的脂肪酸。必需脂肪酸可以维持细胞膜的结构，调节血脂的代谢，对人体有重要意义。一般来说，判断自己是不是缺乏必需脂肪酸有一个简单的方法，就是看是否有皮肤干燥、掉皮屑以及手掌或脚掌出现裂口等症状。

α- 亚麻酸是必需脂肪酸的一种，它在人体内可以代谢分解成 DHA 和 EPA，是大脑、视网膜等的重要构成成分。α- 亚麻酸的摄入与预防心血管疾病、癌症、骨质疏松，包括抗炎和抗氧化，都有很大的关系。

临床试验以及流行病学研究证明，α- 亚麻酸对老年人和女性的保护作用更明显。

◇不饱和脂肪酸

代表食物：巴旦木。

抗炎机理：

不饱和脂肪酸可以减少冠心病发生的风险，上文提到的 ω-3 脂肪酸和 α-亚麻酸都属于不饱和脂肪酸。

作为构成体内脂肪的一种脂肪酸，不饱和脂肪酸对人体发挥着至关重要的作用，如调节血脂、免疫调节、补脑健脑等。当人体内缺乏不饱和脂肪酸时，不仅容易影响记忆力和思维力，更容易诱发心脑血管疾病。

◇维生素 E

代表食物：大豆、花生、核桃、瓜子等。

抗炎机理：

维生素 E 是一种脂溶性维生素，在室温下呈油状液体，橙黄色或淡黄色。

维生素 E 是人体的一种必需营养素，生理功能主要有抗氧化、延缓衰老、提高生育能力、提高人体免疫能力等。

如果人体缺乏维生素 E，就会导致体内细胞缺乏保护屏障，容易遭到自由基的攻击，人会表现出四肢乏力、易出汗、皮肤干燥、头发分叉等症状。

人体所需的维生素一般都可以从食物中获取，不需要额外补充，例如每天吃一小把（约 10 克）带壳的坚果。但如果你总是饮食不均衡或者经常吃外卖，可以考虑适当补充维生素。

⊙ 水果里的抗炎成分

大部分水果中都含有成千上万的抗炎成分和抗氧化物，甚至其中一些成分直接是抗炎细胞因子，可以消除体内自由基，减轻炎症。

需要提醒的是，水果并非吃得越多越好，也不能代替蔬菜。中国营养学会建议，成人每天水果的摄入量为 200~350 克，不能用果汁代替。

◇ 维生素 C

代表食物：酸枣、猕猴桃、山楂、丑橘、草莓等。

抗炎机理：

说到维生素 C，想必你应该不陌生。维生素 C 最为人熟知的作用就是可以维护免疫系统的正常运转，保护我们的身体不受外来物的侵害。维生素 C 还具有抗氧化作用，可以帮助清理人体内的自由基，抑制炎症介质，从而预防炎症。

一个成年人每天的维生素 C 建议摄入量是 100 毫克，大约每天吃半斤新鲜水果就可以获取足够的维生素 C。

◇ 花青素

代表食物：葡萄、桑葚、蓝莓、杨梅、黑枸杞、樱桃、蔓越莓等。

抗炎机理：

花青素是天然的植物色素，根据酸碱度的不同呈现出不同的颜色。

作为日常蔬果中常见的抗氧化物质，花青素的抗氧化能力远远超过了维生素 E 和维生素 C, 它可以结合身体产生的自由基, 减少其对身体的氧化损伤。花青素还具有十分强大的抗炎作用, 人体在发炎时会释放一种名叫组胺的化合物, 花青素则抑制产生组胺需要的酶, 从而抑制炎症, 有助于维持身体免疫系统的正常运转。

一般来说, 蓝色、紫色、黑色的蔬菜或水果富含花青素。

◇ **生物类黄酮**

代表食物: 柑橘类、葡萄、木瓜、哈密瓜、李子等。

抗炎机理:

生物类黄酮又称维生素 P, 是多种具有类似结构和活性物质的总称。生物类黄酮对人体的有益作用主要体现在:

- 可以和有毒金属元素结合, 并将其运出体外;
- 可以稳定维生素 C 在体内的活性, 加快伤口、扭伤以及肌肉损伤的痊愈;
- 具有一定的抗炎性质, 能够有效抑菌和抗菌。

如果体内缺乏生物类黄酮, 就容易出现皮肤青紫、静脉曲张和经常扭伤等症状。

◇ **槲皮素**

代表食物: 苹果。

抗炎机理:

槲皮素一般存在于水果和蔬菜的外皮, 它是一种天然的植物类黄酮,也是一类植物色素,帮助形成许多水果和花卉的颜色。

槲皮素可以充当控制细胞的开关,"开启"后可以促进细胞的修复,产生有益作用;"关闭"后则能帮助细胞自我保护,以免受到损害或感染。

◇ 菠萝蛋白酶

代表食物:菠萝。

抗炎机理:

吃完菠萝后嘴巴里总是涩涩的,这是因为菠萝的身体里面藏着一群菠萝蛋白酶。菠萝蛋白酶也称为凤梨酶或凤梨酵素,别看它口感不怎么样,但是在医学上常被用来治疗一些炎症。

作为一种蛋白酶,菠萝蛋白酶的功效与作用是改善蛋白质吸收,可以帮助缓解从鼻窦炎到骨关节炎引起的各种炎症,还可以加速伤口愈合,治疗一些皮肤病。一些研究还证明,菠萝蛋白酶能够预防和治疗癌症。

在一般情况下,吃菠萝或者服用菠萝蛋白酶补充剂不会产生特别严重的副作用。但是,有些对菠萝过敏的人,服用菠萝蛋白酶之后可能发生过敏反应。除非咨询过医生,否则对花粉、胡萝卜和茴香等过敏的人也应该避免服用菠萝蛋白酶。还要注意的是,孕妇应当避免服用菠萝蛋白酶补充剂,因为目前还没有足够的证据证明其对孕妇和胎儿是安全的。

⊙ 调味料里的抗炎成分

中国菜讲究的是"色香味"俱全，而要达到这样令人胃口大开的效果，少不了各种各样的调味料。在我国，已经有 68 种香辛料被列入国家标准《香辛料和调味品名称》，其中厨房里最常见的调味品有生姜、大蒜、花椒、胡椒、八角、香叶等。你知道吗？有些调味料除了能够赋予饭菜令人垂涎的香气，还具有抗炎的作用。

◇生姜

生姜吃起来有一股火辣、刺激的口感，似乎含有某种令人难忘的特殊成分。没错，生姜里面含有姜酚和姜烯酚等活性物质，具有抗氧化性，不但可以抑制炎症因子的生成，还能促进抗炎细胞因子的合成。

不过，由于生姜有刺激性，如果胃肠不好，切忌空腹吃姜片、喝姜水。民间有"烂姜不烂味"的说法，认为姜坏了，只要味道没变就可以继续吃，但事实上，烂姜中的黄樟素含量会上升，具有致癌风险，绝对不能再食用。

◇大蒜

大蒜是餐桌上的暖场咖，我们对它再熟悉不过了。

食用大蒜，有助于促进人体对锌元素的吸收，而锌元素号称"生命之花"，不仅能促进骨骼的形成和生长，还是人体内分泌和免疫等过程中不可缺少的重要矿物质。大蒜还可以提取二烯丙基硫化物，这种有机硫化合物不仅有助于防癌，还具有抗炎杀菌的作用，能够抑制甚至杀灭多种细菌。

不过，二烯丙基硫化物并不是原本就在大蒜里的，只有当大蒜被切开或者拍碎后，分布于不同组织结构的蒜氨酸在酶的作用下，才会变成二烯丙基硫化物。所以，越是切得细碎的蒜末，产生的二烯丙基硫化物越多，蒜味也越浓。

虽然大蒜对健康大有好处，但是它的味道却让很多人敬而远之，要想快速去除吃了大蒜后不太好闻的口气，可以喝一杯牛奶或者嚼花生米。

◇ 花椒

人们常说，没有什么烦恼是一顿火锅解决不了的。若说起火锅，就不得不提到赋予它麻香口感的灵魂调味料——花椒。

花椒又叫川椒，有些地方也把它称为麻椒，是一种有自己独特气质的调味品。花椒味道辛、麻、香，尤其受川渝地区百姓的喜爱。

花椒吃起来之所以让人感觉舌头麻麻的，主要是因为花椒果实表皮的小凸起中存在花椒麻素，能强烈刺激人体产生麻木感。花椒麻素已在世界范围内被当作传统的抗炎药物，并且从生理功能上看，还具有镇痛、促进肠道蠕动等功效。

此外，花椒还有抗氧化、降血脂、抗菌的作用，花椒提取物具有良好的抗菌活性，可以作为化妆品防腐剂使用。

怎么挑选花椒呢？首先是看花椒的表皮，凸起的小疙瘩越多，说明花椒越香越麻；其次是闻气味，抓一小把花椒握在手里，过几分钟后闻手背，如果可以闻到花椒的香气，说明这些花椒的品质较好。

◇ **胡椒**

胡椒曾被这样评价："胡椒是人人围着起舞的新娘"*。这种表皮皱皱的黑褐色小颗粒，几乎是东西方所有饮食文化中的烹调原料，把胡椒加入其他食物，可以增加食物风味，带来鲜甜辛辣的口感。

胡椒之所以享有盛名，调味只是一部分原因，它对健康的功用同样重要。胡椒里面含有胡椒碱、丁香酚等多种活性成分，有一定的抗炎和抗氧化功效。食欲不振和消化不良的人可以适当食用胡椒，有助于增加食欲和助消化。

◇ **八角**

八角也就是俗称的大料，闻起来香味清奇，家家户户炖肉做菜都少不了它。

八角中含有茴香烯和茴油，都是有益健康的活性成分。茴香烯可以促进骨髓细胞的成熟，增加白细胞数量；茴油能够促进消化液分泌，增加胃肠蠕动。

有一种叫"莽草"的有毒植物和八角长得很像，但是只要我们留心，就能将它们分辨出来：八角一般有八个瓣角，也有七个、九个或十个的，角尖比较钝；莽草的瓣角一般是十一至十三个，角尖比较锐利。

---

* 欧洲中世纪时期，香料贸易热络，胡椒甚至成了奢侈品香料，曾一度作为货币流通。

◇ 香叶

做菜的香叶其实就是干燥的月桂叶片。

香叶的功能性成分是香叶木素，它是天然黄酮类化合物之一，被证实有清除自由基、抑菌、抗炎的作用。

◇ 肉桂

肉桂的树皮会散发出一种特殊的香气，一般我们炖东西的时候都会用到它。

肉桂的主要香气成分和辛辣味的来源是肉桂醛，具有抑菌防霉、扩张血管、降血压等特性，被广泛应用于医药、食品工业等领域。

部分研究显示，肉桂醛可以促进唾液和胃液的分泌，增强消化功能，缓解肠道痉挛性疼痛。此外，还有证据表明，肉桂醛可以帮助糖尿病患者降低胆固醇。

◇ 姜黄

姜黄是咖喱最基础的成分，它除了给咖喱添香，在很早以前就被印度人当作燃料。芥末籽酱、奶酪甚至黄油的黄色，有一些就是来自姜黄。

古印度传统医学阿育吠陀认为，姜黄能够给予人们力量，温暖身体，还能医治消化不良、消肿止痛等。

现代医学的观点认为，从姜黄中提取的姜黄素是一种能够抗氧化、抗癌的好东西。姜黄素的代谢产物具有抗炎活性，可以保护生物膜免受氧化应激的损伤，有助于改善体内炎症，增强免疫力。

◇迷迭香

迷迭香是一种历史悠久的香草，经常出现在西餐中，烤羊排、烤鸡时也会用到它。

在莎士比亚的剧作《哈姆雷特》中，奥菲利亚说"迷迭香是为了帮助回忆"。的确，迷迭香的香味有刺激脑细胞和醒脑的作用。迷迭香里面还含有抗氧化成分，可以减少氧化应激和自由基引起的炎症反应，增强人体防御能力。

迷迭香的香味浓郁且持久力强，日常烹调时应注意掌握用量，如果使用过量，就会覆盖其他原料的味道。

2

促炎食物

　　炎症十分狡猾，早在身体出现明显的症状之前就可能已经潜伏在我们体内了。通过前面几章的介绍，我们都了解了炎症也不可能无中生有。国外心血管领域权威期刊上曾发表了一篇报告，其中指出，在炎症对身体的影响程度上，饮食起着非常显著的作用。那么日常生活中，哪些食物属于促炎食物呢？

⊙ 麸质

　　麸质俗称面筋蛋白，存在于小麦、大麦和黑麦等谷物中，是一种弹性很大、黏性很强的蛋白质。正因为麸质的存在，才使得面团具有弹性，让人们吃起面食来有筋道的口感。面粉是低筋、中筋还是高筋，一定程度上就是由麸质的含量决定的，麸质含量越高，面粉越筋道。

　　近年来，和麸质相关的健康问题越来越受到人们的关注。很多表面上看起来毫无关系的亚健康症状或者是疾病，例如疲劳和胃胀气、慢性腹泻、呕吐、便秘等消化系统症状，背后都是麸质在作怪。

　　一般情况下，蛋白质进入我们的胃肠后会被消化成单个氨基酸，然后被小肠吸收，转化为人体必需的营养成分。然而，麸质进入人体后，不能完全分解成单个氨基酸，而是会保留一些含有几个氨基酸的小片段，也就是"多肽"。多肽能引发人体的免疫反应。

更通俗一点的解释是，如果吃了含麸质的东西，肠道里的免疫细胞与不能分解的多肽之间就会爆发一场残酷的"血战"。由此产生的结果就是小肠内壁受到损伤，进而影响消化与吸收功能，引起腹泻，并且可以在身体各处引发炎症，甚至损伤大脑。乳糜泻就是摄入麸质后引起的一种自身免疫性疾病。

从低筋面粉烤的蛋糕到中筋面粉蒸的馒头，再到高筋面粉做的面条，我们每天多多少少都会吃进去一些麸质。除了明确对麸质过敏的人，我们也没有必要严格地执行"无麸质饮食"，而且也很难做到。

⊙ **组胺**

鱼是我们餐桌上的常客，味道鲜美的鱼肉让很多人都垂涎欲滴。但是，美味也往往隐藏着健康隐患。在日常生活中，食物中毒的案例层出不穷，其中有一部分是吃鱼导致的，如果进一步深究，组胺则是罪魁祸首。

组胺是一种生物胺，在食物中的最主要来源就是鱼类。人体内组胺过量，会刺激心血管系统和神经系统，引起毛细血管扩张，导致血浆大量进入组织，使人出现脸红、头痛、心慌、胸闷、血压变化等症状，严重的话甚至会导致休克。

金枪鱼、秋刀鱼、沙丁鱼等海产鱼类体内组氨酸含量较高，如果储存方法不当，导致鱼不新鲜，细菌就会把组氨酸转化成组胺，组胺积蓄到一定量之后，就有可能使食用者中毒。如果出现组胺中毒症状，应及时进行催吐、抗过敏等对症处理。

组胺的含量可以反映鱼的新鲜程度，因此为了避免组胺中毒，买的鱼要及时吃，如需储存，应放在低温环境中。

⊙ 乳糖和酪蛋白

乳糖是普通牛奶里天然含有的糖，然而亚洲人普遍有乳糖不耐受的症状，因为很多人体内没有乳糖酶，消化不了乳糖，所以喝了牛奶后会消化不良，轻则腹胀、放屁，重则肚子疼、腹泻。对于乳糖不耐受的人来说，酸奶更加友好，还可以加入坚果和水果，带来更加丰富的口感。

牛奶中还含有大量的酪蛋白，虽然酪蛋白富含人体必需的氨基酸，但是如果含量过多，会促进皮脂分泌，为恼人的痘痘营造有利的环境，容易使皮肤出现粉刺或者引起毛囊炎。

⊙ 甜味剂

在纯正的食物世界里，食材决定味道。然而，随着人们对食物品质、口感、颜色的追求不断提高，以及出于防腐、保鲜或加工工艺的需要，很多食品中会加入人工合成物质或者天然物质，也就是食品添加剂。食品添加剂有很多，甜味剂是其中一种。

甜味剂，顾名思义就是有甜味的食品添加剂，又称为代糖。天然的甜味剂一般从植物中提取，例如从甜叶菊中提取的甜菊苷，味道和蔗糖很相近；罗汉果甜苷也是天然甜味剂，是从罗汉果果实中提取的，甜度是蔗糖的300倍。糖精、木糖醇、阿斯巴甜、乙酰磺胺酸钠等属于人工合成甜味剂。

大多数甜味剂被人吃进去后会原原本本地排出体外，几乎不产生任何热量，但是却能让人获得甜蜜的幸福感，因此适合需要控制热量的特殊群体，例如糖尿病患者或者肥胖人士。

但是，甜味剂的缺点也很明显。由于从它身上获取甜味太容易了，我们对于甜味的敏感度会越来越低。如果小时候频繁摄入甜味剂，会使得长大后口味偏甜，摄入更多的糖和甜味剂。而且，甜味剂的加入会让人觉得食物更好吃，食欲大开，进而吃得更多，导致摄入的多余能量比甜味剂本身多得多。

动物医学研究显示，甜味剂的摄入会减少实验动物的肠道菌群数量和多样性，影响肠道健康。因此，炎性肠病患者应该避免食用含有人工甜味剂的食物。

难道健康和嗜甜只能是鱼和熊掌的关系吗？事实上，只要按照国家规定合理添加和食用，甜味剂等食品添加剂都是安全的。

⊙ 草酸盐

草酸盐是形成肾结石的主要物质。我们的身体无法降解草酸，如果不能将它们排出体外，它们就会和其他元素如钠、钾、镁、钙等结合成草酸盐晶体在体内沉积；如果草酸盐浓度达到了一定程度，就会结成如冰糖一样的结石，像小狼牙棒一样磋磨我们身体里最柔软的组织，可能导致极度疼痛。更多的情况下，草酸盐晶体长期沉积在细胞、神经、皮肤和关节中，给机体造成伤害。

草酸广泛存在于多种植物中。很多涩味大的叶类蔬菜，如菠菜、小白菜、绿苋菜等，草酸含量较高；茭白、葱、青蒜和笋类的草酸含量也较高。此外，服用大剂量的维生素 C 会促成草酸的生成。

正常情况下，人是不会一下子摄入过多草酸的，体内草酸含量过高往往是长期的饮食习惯造成的。如果想减少蔬菜中的草酸含量，可以把菜冲洗干净后放入沸水焯一下再烹调，这样操作虽然复杂了点，却可以除掉菜内一半以上的草酸。

⊙ 糖分

2000 多年前，人类掌握了从甘蔗中提取食糖的技术；18 世纪末至 19 世纪初，甜菜的发现使制糖业迅速发展，糖从一种昂贵的奢侈品变成普通百姓日常生活中"甜蜜的负担"。

人对糖的挚爱是源于基因的。糖类会激活大脑中的多巴胺神经元，从而刺激神经末梢，让人感到兴奋满足，并对它产生更多的渴望。特别是含糖的碳酸饮料，被戏称为"肥宅快乐水"。

虽然糖以葡萄糖的形式为身体提供能量，但从营养角度来看，人类的饮食中并不需要添加任何糖，因为人体可以将碳水化合物甚至脂肪和蛋白质转化为葡萄糖，而且新鲜蔬果中含有天然糖分，这些糖分和维生素、矿物质等混合在一起，可以缓慢释放进血液里。

与水果中的糖分不同，饮料和食品中的"甜蜜"更有可能给身体的健康带来威胁，这类糖被称为"游离糖"，它被人体吸收的速度要快得多，会引起体内代谢的大幅波动。饮料和食品中的糖分及食物残渣会被口腔里的细菌发酵，形成牙菌斑，再加上碳酸饮料有一定酸度，长期饮用会增加患龋齿的风险。由于含糖饮料的能量高但饱腹感较差，会增加食欲，如果过量饮用还会增加 2 型糖尿病的发病风险。

除了含糖饮料，糖分广泛存在于各种食物之中，如今人类摄入的糖分已经远远超过正常所需。怎么知道自己体内的糖分是否超标呢？如果身体发出的以下几个警示信号，值得我们注意：

◇ **体重增加**

糖分不会产生饱腹感，使得我们在摄入过程中容易越吃越多，这些吃进身体的糖分会转化为脂肪，堆积在腰腹，结果就是体重不断增加。

◇ **关节疼痛**

如果摄入的糖分过多，就会促使免疫细胞将炎症分泌到血液中，导致关节疼痛。摄入的糖分越高，症状往往越严重。

◇ **免疫力下降**

糖分过量会降低免疫系统的功能，导致身体容易遭受外来病菌的侵袭，经常出现感冒、发烧的现象，甚至是其他各种慢性炎症。

⊙ 反式脂肪酸

前文已经介绍过反式脂肪酸的危害，它不是人体必需的脂肪酸。

反式脂肪酸最大的问题是摄入太多会增加患心血管疾病的风险。因为其对健康的危害,反式脂肪酸甚至被称为"餐桌上的定时炸弹"。

在我国市场上,有两类食品中的反式脂肪酸含量普遍比较高,一类是天然和人造奶油、黄油,另一类是植物油。其他食品中的反式脂肪酸平均含量一般都比较低。

⊙ ω-6 脂肪酸

你平常会腰背酸痛或是肩膀疼痛吗?当身体出现轻微疼痛时,有的人或许不当回事,认为忍忍就过去了,但是在国际医学界,疼痛被视为一种警戒信号,被列为继呼吸、脉搏、血压、体温之后的第五大生命体征。

世界卫生组织已明确指出:急性疼痛是症状,慢性疼痛是疾病。当身体出现疼痛时,表明机体已经发生组织损伤或预示即将遭受损伤,而这背后的原因,或许不只是"累"而已。

在《自然 – 代谢》杂志上,德克萨斯大学的研究人员曾发表过一项研究,声称慢性疼痛可能是饮食引起的。各种食用油和加工食品中富含的 ω-6 脂肪酸,可能会诱导外周神经病变,从而引发讨厌的慢性疼痛。

大部分食用油,如玉米油、红花油、葵花籽油和花生油,主要成分都是 ω-6 脂肪酸;蛋黄酱和沙拉酱等加工食品中也通常含有 ω-6 脂肪酸。

⊙ 饱和脂肪

动物油脂已经成为传统饮食的一部分，例如猪油、羊油，然而在给我们带来美味享受的同时，这些动物油脂中富含的饱和脂肪，在某些情况下会给人类的健康带来问题，这主要和脂多糖有关。

内毒素是存在于革兰氏阴性菌的外膜中的脂多糖。革兰氏阴性菌广泛地存在于我们的肠道中，当这些细菌死亡或裂解后，释放出的有毒物质就是内毒素。

这种脂多糖之所以被称为内毒素，自然是因为有毒。不过，脂多糖的毒只有进入血液后才会表现出来——刺激免疫系统，并造成全身性的炎症反应。

那么，脂多糖是怎么进入血液的呢？答案就是乳糜微粒。作为人类血浆中颗粒最大的脂蛋白，你可以把乳糜微粒看作一辆辆小卡车，它可以将肠道中的胆固醇和脂肪运输到血液中。这样一来，脂多糖也就一并被送进了血液。

进入血液后，一部分脂多糖会被乳糜微粒继续运输到肝脏解毒，而多余的脂多糖就会刺激免疫细胞，引发炎症反应。许多炎症性疾病都和脂多糖相关，如糖尿病、肥胖、慢性疲劳综合征等。

这时就要问了，体内的脂多糖在什么情况下会过量呢？答案是当我们吃下很多脂肪的时候，特别是饱和脂肪。

红肉（如猪肉、牛肉、羊肉）、加工肉（如热狗、腊肠、香肠、培根、火腿、熏肉和牛肉干）、动物内脏等都富含饱和脂肪，因此我们在日常饮食中要控制这些肉类的摄入量。食用牛肉和家禽之前，最好去除皮上的可见脂肪。

3

食物是最好的药物

当身体里长期存在不能分解的病毒或者病原体时，慢性炎症就出现了。无论身体出现了哪一种炎症，一旦发生，就证明细菌或者病毒在我们的身体里安了家，找到了符合其生长条件的"土壤"。只有让细菌或病毒丧失安居之所，才能从根本上断绝炎症以及其他疾病的出现。

老话常说"民以食为天"，食品作为我们每天都要吃进嘴巴的东西，对身体最能起到调节作用。食物直接决定了我们的身体会发生怎样的变化。

⊙ 食物是最好的药物

我们都知道，组成生命的最小单位是细胞。在人的一生中，细胞时时刻刻都在分裂，用新细胞代替老细胞，因此我们的器官和组织也得以不断更新。也就是说，此时此刻你的胃已经不是一星期以前的那个胃了，你的皮肤也不是一个月以前的皮肤了。

正是因为细胞与生俱来的分裂和再生能力，使得我们身体的一些损伤可以得到修复。而人之所以会生病，就是因为细胞修复的速度赶不上细胞损伤的速度。

那么在日常生活中，什么原因会造成细胞修复的速度赶不上细胞损伤的速度呢？

去除先天的基因遗传因素和病毒传染等不可抗的外部因素，最容易影响我们细胞功能的就是不合理的生活方式，例如不健康的饮食习惯、错误的运动方式、缺乏睡眠等。通过前文的介绍，我们也知道，常见的冠心病、高血压、糖尿病等慢性疾病，都是由不合理的生活方式引起的。

当一个人无法抗拒尼古丁的吸引力，烟不离手地沉浸在"快活似神仙"的美妙体验中；当一个人无限制地追求美酒和美食；当一个人加班加点熬着夜，创造辉煌人生……殊不知，身体里的细胞也在一点点受损，健康也在一点点偏离正常轨道。

如果长期被这种不合理的生活方式支配，身体就会处于亚健康状态，出现便秘、腹泻、血压增高、血糖上升等问题，这是我们的身体在发出求救信号——再不纠正这些不合理的生活方式，疾病就会找上门了！

可是这时候，大多数人并没有想过怎么从根本上解决问题，而是选择了吃药，企图用快刀斩乱麻的方式把症状压下去。便秘吃泻药，腹泻吃止泻药，血压高吃降压药，血糖高就扎一针胰岛素……这些方式或许暂时有效，但从根本上看，都是临时抱佛脚。人们往往忽视了，真正的"灵丹妙药"就在身边。

在《未来简史》中，尤瓦尔·赫拉利写道："如果科学说得没错，幸福快乐是由生化系统所掌控的，那么唯一能确保长久心满意足的方法，就是掌控这个系统。"那么，为了确保身体的健康，我们应该掌控什么呢？

成也细胞，败也细胞。新老细胞的交替，影响着身体的健康情况。细胞自我修复与平衡的能力，取决于两大因素：细胞生命周期和体内的营养状况。细胞生命周期决定了细胞的修复速度，体内的营养状况决定了细胞的修复质量。细胞损伤和细胞修复是一个博弈的过程，在这一过程中，细胞的原料来源只有一个，那就是饮食。

从某种程度上来说，食物就是最好的药物。不合理的生活方式，只会造成细胞的损伤和消耗，只有饮食可以补充细胞所需的营养。每一种不合理的生活方式，都是对细胞补充营养的挑战。

当出现慢性炎症的症状时，只要改正不合理的生活方式，降低细胞损伤的速度，并且通过饮食补充合适的营养素，经过长时间的调理，病症就会朝好的方向发展，甚至有可能痊愈。例如，一个患有慢性支气管炎的人戒烟了，其呼吸道受到的损伤就会减少，再加上营养的补充和促进作用，他的慢性支气管炎就会好转。

一般来说，慢性炎症持续的时间较长，短时间内不会造成严重的后果，这也正好给了细胞修复的机会。也就是说，我们有充足的时间找出导致细胞损伤的元凶，然后通过饮食，有针对性地补充细胞修复需要的营养素，扭转身体不健康的状态。

当然，食物发挥药物作用是有前提的，那就是细胞损伤的程度还没有严重到无可挽回的地步。如果细胞出现了严重损伤，如肾功能衰竭、心肌梗死后的心肌组织坏死等，是无法修复的。

⊙ 食物 ≠ 药物，抛开剂量谈疗效都是耍流氓

感冒了怎么办？来一碗鲜美的鸡汤，安慰一下不适的身体。在生活中，我们总能听到类似喝鸡汤这样的食疗方式。

确实，在寒冷的季节，如果患上风寒感冒，热腾腾的鸡汤可以缓解感冒的症状。鸡肉经过长时间的炖煮，其中的蛋白质水解成了氨基酸分子，再加上汤可以给人体提供充足的水分，帮助调节体温，促进新陈代谢，改善人体的免疫机能，加速感冒痊愈。但是，当面对由病毒引起的感冒时，鸡汤还能发挥出神奇的疗效吗？答案是不能。

对于食疗，人们旗帜鲜明地形成了两种不同的观点：一部分人认为，食疗有效，吃某些食物就能达到治疗的效果；还有一部分人认为，靠食物治病，简直是异想天开，完全不靠谱。

到底食物能不能直接起到治疗的作用呢？回答这个问题之前，我们得先弄清楚，为什么人们会对食疗产生上述两种完全不同的误解。

当疾病来临，我们一般采取的治疗方式不是吃药就是打针。其实，吃药和打针主要是针对有明确病因的疾病的治疗方式。例如，感染了葡萄球菌（会引发败血症、手术伤口感染、呼吸道感染、尿路感染、心内膜炎等）就要打青霉素。

面对没有明确病因的疾病，我们又该怎么办呢？这就提到了干预疾病的另一种方式，即给予身体必需的营养支持，改善身体条件。就

好比刚才提到的鸡汤，对于风寒感冒可以起到"支持"作用，补充身体必需的营养素，从而达到缓解、治愈的效果。

还有一类疾病，如坏血病（维生素 C 缺乏症）、甲状腺肿、夜盲症等，都是由缺乏营养素引起的，治疗这类疾病的策略也很明显，就是补足缺乏的营养素，吃对食物即可。

但是，对于类似"食物有奇效，包治百病""只吃某种食物就可以治疗某种疾病"的说法，我们也要谨慎对待。

在大部分情况下，食物里存在的药物成分，其纯度和剂量都无法满足直接治疗的条件。举个例子，紫杉醇是一种抗肿瘤的传奇药物，是从紫杉的树皮中提取出来的。事实上，紫杉树中的紫杉醇含量非常少，一个肿瘤患者做一次化疗要用 0.3 克紫杉醇，至少需要一斤半树皮才能提取出来，想靠吃树皮来达到化疗效果，是不太可能实现的。

总体来说，食物可以治病，但不能和药物画等号。对于营养素摄入不足、消化系统损伤或者与代谢功能异常有关的疾病，食物是有效的。但是相对于药物而言，食物对机体生理过程的干预作用极小，也正因为如此，食物不足以改变因病变导致异常的生理过程，也就不可能取代药物。

4

你不可不知的七大营养素

如果将人体看作一项大工程，这项工程的完成和维护就离不开各种各样的材料。其中，蛋白质就像钢筋、水泥，是这项工程必备的基础材料；碳水化合物则像水电系统，为工程的施工和运行提供能量；脂肪相当于装修材料，起着保护和固定的作用。此外，还有水、维生素、矿物质和膳食纤维，共同构成了人体必需的七大营养素。

⊙ 生命的源泉——水

水在人体里的作用：

- 人体构造的主要成分。
- 保证体内各种营养物质的转运和交换。
- 调节体温，保持体温恒定。
- 润滑关节，减少各器官之间的摩擦。

水是生命之源，这句话毋庸置疑。在一个成年人体内，水的重量大约占 60%，广泛分布在人体的各个组织中。水分子可以穿过细胞膜,在人体中游来游去,就像长江和黄河滋养着沿途的生命,水也滋润着人体的细胞,它为细胞带来氧气和营养物质,带走代谢废物,是人体的"清洁工"和"快递员"。细胞离不开水,一旦没有水,细胞就只是一堆粉末。

我们平时应该养成良好的补水习惯,做到少量多次,合理分配喝水的时间。尤其要注意的是,不能等到非常口渴了再喝水,因为当我们感觉到口渴的时候,说明身体已经处于缺水的状态。

根据中国营养学会的建议,成年人每天的饮水量为 1500~1700 毫升,也就是三瓶矿泉水(标准瓶)或者七八大杯水(一杯 200 毫升);如果流汗多、腹泻,饮水量还需要进一步增加。

缺乏水分会出现的症状:

- 口臭。缺水会阻止唾液的分泌,无法有效抑制口腔内细菌的生长,出现口臭。

- 小便赤黄。正常情况下,尿液的颜色是很浅的;当身体缺水时,肾脏和新陈代谢的运转异常,尿液就会呈现深黄色。

- 便秘。当身体缺水时,体内的代谢废物和食物垃圾无法及时转移和清理,就会导致便秘。

- 如果脱水时间过长,不但会引起新陈代谢和抵抗力的下降,还会使皮肤失去光泽和弹性,加速人体衰老。

⊙ 生命的基石——蛋白质

蛋白质在人体里的作用：

- 构成身体的原材料，修复并更新细胞。大至大脑、内脏、肌肉、皮肤、骨骼、头发、指甲，小至细胞、免疫蛋白等，都由蛋白质构成。

- 调节生理功能。蛋白质可以构成酶、激素等重要的生理活性物质，参与调节生理功能。如消化酶可以分解食物，促进消化和吸收。

- 提供能量。每 1 克蛋白质可以为人体提供 4 千卡热量。

- 构成免疫细胞。免疫细胞和抗体本质上也是蛋白质，可以帮助身体抵抗病毒。

在希腊文中，"蛋白质"这个单词的意思是"头等重要"。有生命的东西都无法离开蛋白质生存，因此，蛋白质被誉为"生命的基石"。

人体中的蛋白质含量仅次于水分，约占 18%~20%。参与人体生命活动的大约有 10 万种蛋白质，可以帮助完成肌肉收缩、心脏跳动等生命活动。根据《中国居民膳食营养素参考摄入量》（2013 版），成年男性每天的蛋白质建议摄入量为 60~80 克，成年女性每天的蛋白质建议摄入量为 50~65 克。

缺乏蛋白质会出现的症状：

- 头发枯黄，指甲易裂、易断。这是因为如果身体缺乏蛋白质，人体再生细胞就无法及时取代死亡细胞。

- 肌肉松弛，出现慢性疼痛。人体的大量蛋白质都集中在肌肉组织上，当缺乏蛋白质的时候，肌肉量减少，关节得到的支撑和保护也随之减少，容易引发关节疼痛。

- 免疫力下降，容易生病。当体内缺乏蛋白质，免疫细胞就无法正常修复，也无法快速繁殖，难以对抗病毒和细菌。

- 注意力无法集中，反应迟钝。蛋白质组成了血清素和多巴胺等神经递质，大脑活动时，每一次有效的神经冲动都需要神经递质的帮助。如果体内缺乏蛋白质，神经递质不足，就会影响大脑活动。

⊙ 生命的燃料——脂肪

脂肪在人体里的作用：

- 构成身体细胞。脂肪是细胞膜的主要成分，尤其是大脑、肝脏等器官中含有大量脂肪。

- 能量储备。脂肪是人体的"能量仓库"，在人类文明发展初期，食物短缺是常有的事，倘若没有脂肪，恐怕整个人类的历史进程都会被改写。每 1 克脂肪能产生 9 千卡热量。

- 保温。当天气寒冷时，全身的脂肪就像一张大保温毯，可以防止体内热量的散发。

- 保护脏器，减少突发事件对身体器官的冲击。脂肪细胞会填补人体各个不同功能的组织与器官之间的缝隙，保证身体器官稳定地待在自己的位置上。为什么日本的相扑手通常很胖？就是这个道理，厚厚的脂肪是他们坚固的装甲。

看到"脂肪"这两个字的时候，大多数人是拒绝的。现代人对脂肪有误解，认为脂肪是身材的克星、肥胖的始作俑者，常常对它避之不及。其实，脂肪和水、蛋白质一样，也是人体不可缺少的营养素。你想一想，营养专家给出的膳食建议中，从来都是建议人们适量摄入脂肪，并没有说过要对脂肪做到零摄入。

脂肪由甘油和脂肪酸组成，脂肪酸则由碳、氢、氧三种元素组成，有的还含有少量的氮和磷。食物中的很多营养成分，如维生素 A、维生素 E 等脂溶性维生素，都是溶解在脂肪里的。换句话说，如果没有脂肪，这些维生素在体内也毫无用处。由此可见，我们并不能完全拒绝脂肪。

在我们的日常饮食中，绝大多数食物都含有脂肪，只要饮食是均衡的，身体就不会缺乏脂肪。

缺乏脂肪会出现的症状：

- 皮肤无光泽、脱发。当过度节食导致体内脂肪缺乏时，皮肤失去支撑，就会出现干燥、暗淡，甚至松弛的现象；头发也会变得细弱、干枯，甚至发生脱发。

- 影响身体的代谢能力。磷脂本身参与脂肪的转运和代谢，胆固醇是性激素、维生素 D 的重要合成原料，而植物固醇能够促进脂肪的代谢吸收和利用，长期缺乏上述这些类脂，人体脂肪代谢就会受到阻碍。

⊙ 生命的驱动——碳水化合物

碳水化合物在人体里的作用：

- 构成组织结构。人体内每个细胞都含有 2%~10% 的碳水化合物。

- 提供能量。碳水化合物转化的糖，是人体能量的主要来源。

- 减少蛋白质的能量消耗。当碳水化合物供应不足时，为了满足需求，身体会动用蛋白质来产生葡萄糖。

碳水化合物是由碳、氢、氧组成的有机化合物，其家族成员很多，有双糖（如蔗糖）、单糖（如葡萄糖）、糖醇（如木糖醇）、寡糖（如酶法糊精）、淀粉和果胶等。

碳水化合物和脂肪一样，也被当作发胖和变老的元凶，但其实人体不能少了碳水化合物，因为它是维持生命运转的主要能量来源之一，占人体的 1%~2%。

在为身体提供能量时，碳水化合物会被优先代谢成可供细胞直接吸收的葡萄糖，当葡萄糖燃烧完后，氧化分解为二氧化碳和水，带给身体的代谢负担小。因此，碳水化合物是最清洁的能源。

缺乏碳水化合物会出现的症状：

- 低血糖。血糖过低会出现晕倒、容易疲倦或者昏迷的症状，导致发生心脑血管疾病等。
- 影响大脑活动及功能。大脑所需的能量几乎都来自糖。如果摄入的碳水化合物不足，情绪也常常会受到影响，容易烦躁、易怒。

⊙ 生命的催化剂——维生素

维生素，顾名思义，是维持生命的要素。维生素是人体内各种辅酶的重要组成成分，可以广泛调节人体的物质代谢。

维生素分为脂溶性维生素和水溶性维生素，其中，脂溶性维生素包括维生素 A、维生素 D、维生素 E 和维生素 K，可以储存在肝脏或者其他脂肪组织内；水溶性维生素主要包括维生素 B_1、维生素 B_2、维生素 B_6、维生素 B_{12}、烟酸、泛酸、叶酸以及维生素 C 等。

维生素无法自行在人体内合成，再加上日常饮食中，食物的加工过程会导致维生素被破坏或者流失，因此，我们需要每天从食物中补充适量的维生素。

维生素 A 也叫视黄醇，主要和视力有关。如果缺乏维生素 A，就容易出现干眼症、夜盲症、肾小球肾炎等。动物肝脏、蛋类、杏和桃子等食物中都富含维生素 A。

维生素 C 又叫抗坏血酸，能促进造血机能且具有酸性。如果缺乏维生素 C，就容易出现贫血，甚至可能引发坏血病。苹果、橙子、草莓、南瓜、芹菜等蔬果中均富含维生素 C。

维生素 E 被称为"能吃的美容化妆品"，有助于延缓衰老。豆类、坚果、粗粮等食物中都含有丰富的维生素 E。

⊙ 生命的构造——矿物质

矿物质在人体里的作用:

- 构成骨骼和牙齿。

- 维持人体的酸碱平衡,对血压有调控作用。

- 保持肌肉、神经的兴奋。

人类的生存离不开环境,组成人体的元素与组成地壳的元素在种类和含量等方面有着基本的一致性。

钠、钾、钙、磷、铁、锌等元素都是矿物质,既是天然存在的化学元素,也是构成人体组织的重要成分。人体内矿物质的分布较为集中,例如钙、磷主要分布在骨骼和牙齿,铁主要存在于红细胞,碘集中在甲状腺。这些矿物质会互相影响,例如,当我们摄入的铁过量时,就会抑制锌的吸收,同时会促进氟的吸收。

和维生素一样,矿物质不能在人体内合成,而必须从食物中摄取。而且,人体中的矿物质会随着新陈代谢,通过出汗、大小便等途径排出体外,因此,我们每天需要从饮食中补充足够的矿物质。

缺乏矿物质会出现的症状:

- 骨质疏松、牙齿松动、腰背酸痛、腿抽筋。

- 紧张、焦虑、失眠、健忘、烦躁。

- 心律不齐、肌肉无力。

⊙ 生命的补充——膳食纤维

膳食纤维在人体里的作用：

- 帮助吸收。膳食纤维可延长咀嚼食物的时间，促进肠道分泌消化酶，帮助食物消化吸收。同时，膳食纤维能刺激肠黏膜，促进肠蠕动，可以预防和缓解便秘。

- 帮助减肥。膳食纤维本身不产生热量，并且食用后饱腹感强，有利于控制食量。

- 防治糖尿病。膳食纤维可以减缓葡萄糖的吸收速度。

在人体必需的七大营养素中，膳食纤维排在最后。我们对膳食纤维的认知，经历了一个从否定到接受再到重视的曲折过程。

简单来说，膳食纤维就是不容易被人的消化酶消化的多糖类成分。一开始，人们认为膳食纤维的口感太粗糙，既不能被胃肠道消化吸收，也不能产生能量，因此将它判定为没有营养的物质，想尽办法将它从食物中去除。后来，人们逐渐发现膳食纤维对人体健康的重要作用，才慢慢接受并重视它。

有研究表示，如果一个人在青少年期摄入的膳食纤维过少，那么当他成年后（尤其是 40 岁以后），患慢性疾病的风险将会增加。

缺乏膳食纤维会出现的症状：

- 口臭、脸上长痘。

- 消化不良、便秘。

- 易引发心脑血管疾病、癌症、糖尿病等。

5

营养素补充剂能替代食物吗？

"工作 996，生病 ICU"，"996" 的话题一直受到人们的关注，也引发了很多讨论，因为这种工作方式的确会给身体健康造成很大的危害。很多处于"996"模式的朋友，不但生活节奏快，而且工作压力大，由此还会造成饮食结构单一、缺乏锻炼，出于对健康的考虑，很多人会想到吃一些营养素补充剂。可是问题来了，营养素补充剂有必要吃吗？如果要吃，到底应该怎么选呢？现在，我们就来谈一谈。

营养素补充剂，是用来弥补正常饮食中缺乏的特定营养素的补充品，可能含有一种或多种膳食成分，如维生素、矿物质、草本（草药）或其他植物、氨基酸等。人们食用营养素补充剂，主要有两个目的：一个是满足身体功能的基本需要，如孕妇、老人等因特定生理时期而需要补充更多营养；二是降低罹患疾病的风险，这是出于对一些疾病的担忧而提前预防的养生举措。

看上去有点复杂，画重点就是两层意思：

• 营养素补充剂是对日常饮食的补充。

• 营养素补充剂不能代替药物，只会发挥辅助作用。

既然如此，在日常生活中到底有没有服用营养素补充剂的必要呢？不能简单地回答"有"或"没有"，可以从以下几方面了解营养素补充剂之后，再做决定。

⊙ 营养素补充剂真的有效吗？

有的人服用营养素补充剂是为了"矫正"不健康的饮食方式，还有的人服用营养素补充剂是因为偏食，不能或不愿意吃某些食物。无论出于什么原因，大多数人都愿意相信，多吃些营养素补充剂总归是对身体有好处的。

然而，营养素补充剂真的有效吗？

2019 年，国际权威医学期刊《内科学年鉴》曾刊登了一项研究，打破了人们对于营养素补充剂的盲目崇拜——基于对国外成年人的长期随访，科学家得出一个结论，即服用营养素补充剂与降低死亡率之间并不存在明显的联系。

约翰·霍普金斯大学医学院的研究人员进行了临床试验，他们从全球收集了近 100 万份受试者的数据，研究了 16 种维生素、矿物质等营养素补充剂与死亡和心血管疾病之间的相关性，结果发现，包括复合维生素、维生素 A、维生素 C、维生素 E、维生素 D 在内的多数营养素补充剂，都不具有预防心脏病或延长寿命的保健效果。

⊙ 如何正确看待营养素补充剂？

我们的饮食和生活习惯对身体状况的影响是最大的。我们日常吃的天然食物，如蔬果、肉类等富含的营养素是最全面、最健康的，因此，我们首先应做到饮食均衡，从一日三餐中获取身体所需的营养素。

不过，在工作和生活的双重压力下，越来越多的人被迫选择了不健康的生活方式，对他们来说，服用营养素补充剂不失为一种有效的调节身体的方法。但要注意的是，不能用营养素补充剂代替正常的三餐。

营养素补充剂具有一定的功效性，但也存在一些不确定的危险性，在证据不充分以及营养素之间的交互作用不明确的情况下，建议不要盲目使用。

由此可见，好好吃饭是健康生活的根本，如果需要另外补充营养，也应该在营养医师的指导下进行。

⊙ 哪些人需要营养素补充剂？

良好的生活方式和均衡的饮食习惯可以预防很多疾病，这是保持身体健康的关键因素。

然而在现实生活中，加班、熬夜、吃外卖已经成为常态，各种各样的"无奈"让我们保证三餐准时都很难，更不用说做到均衡饮食了。

营养一旦跟不上，健康就会受影响。万一出现这种情况，就需要改变饮食模式或者适当地选择营养素补充剂，来改善营养失衡或摄入不足。也有些特殊人群，很难从日常饮食中获得全面的营养素，也需要服用营养素补充剂。

◇某些慢性疾病患者

某些慢性疾病可能会导致营养素的摄入不足，患者需要服用营养素补充剂。例如，克罗恩病是一种特殊的慢性炎性肠病，最常见的症状是腹痛、痉挛、腹泻和体重明显下降等，这种病的病因暂时不明，营养支持是治疗克罗恩病的重要手段之一，患者需要补充足够的蛋白质、维生素和矿物质等营养素。针对肝硬化，目前尚无效果明确的西药，患者除了接受合理有效的治疗外，还需要做好护理措施，尤其要注意饮食，全面补充维生素：B 族维生素可以促进消化，保护肝脏，预防脂肪肝；维生素 C 能够直接参与肝脏代谢，促进肝糖原的形成；脂溶性维生素 A、维生素 D 和维生素 E 也分别具有不同程度的保护肝脏的作用。

◇怀孕以及哺乳期的女性

调查表明，成年人贫血患病率为 10.2%，孕妇贫血患病率为 17.2%，育龄女性和处于哺乳期的女性发生贫血的概率都比较高。

如果女性在孕期出现贫血，不但会影响胎儿的神经系统发育，还会增加孩子出生后患贫血的风险。因此，备孕的女性要注意摄入含铁丰富的食物或者在医生的指导下服用营养素补充剂。

此外，如果女性缺乏叶酸，会影响胚胎细胞增殖、分化，增加胎儿畸形和流产的风险，因此有生育计划的女性从备孕期开始就要服用叶酸。

◇ **中老年人**

骨质疏松是中老年人的常见病之一。随着我国人口老龄化的进程加快，骨质疏松症已成为了公共健康问题。

为了预防骨质疏松，中老年人在每天的饮食中要保证钙的摄入。尽可能通过奶制品、大豆制品、绿叶蔬菜等食物摄入充足的钙。如果无法从饮食中获取钙或者摄入的钙含量不足时，可以服用钙补充剂。

老年人由于消化功能减弱，还容易缺乏维生素 B_{12} 或者其他营养素，也可以适当服用相应的营养素补充剂。

◇ **儿童和青少年**

如果儿童或者青少年出现营养不良、贫血和偏食挑食等情况，就容易影响其身体的正常发育，严重一些还会阻碍骨骼发育和智力发育。因此，合理补充多种维生素及矿物质十分必要，有益于改善他们身体营养缺乏的状况，保证其健康成长。

◇ **减肥人群**

大多数减肥饮食模式为了达到控制体重的作用，会要求减少能量的摄入，同时也限制食物的种类和进食的分量。在这种情况下，很难保证身体摄入充足的营养素。

因此，在节食减肥期间，适当地补充复合维生素和矿物质，不但可以避免身体出现缺乏营养的状况，还能避免因为某些营养素的摄入不足而影响减肥效果。

⊙ 如何挑选营养素补充剂?

如果担心自己体内的营养不够平衡,可以在合理饮食的基础上,结合自身的情况,使用适合自己的营养素补充剂,预防因为缺乏营养而导致的健康问题。

在这里要提醒一点,营养素补充剂并不是吃得越多越好。无论是什么营养素补充剂,人体的需求范围都有上限,而且市面上营养素补充剂五花八门,每一种的剂量也不一样,我们要注意高剂量营养素补充剂的使用方法,避免因为使用剂量过高而引起中毒。同时,大量服用某种营养素补充剂,还可能影响身体对其他营养素的吸收,例如钙吃多了就会影响锌的吸收。

怎么挑选适合自己的营养素补充剂呢? 在此,分享 5 个挑选营养素补充剂的注意事项:

- 当决定选用营养素补充剂时,要明确种类和合适的剂量。如果自己不清楚应该选用哪些种类或多大剂量,可以先咨询营养师或医生,听从他们的专业指导。

- 营养素补充剂是食品,不是药,不能直接用来治疗疾病。使用营养素补充剂的目的在于保障身体的营养均衡。如果某些营养素补充剂的效果被宣传得十分夸张,要提高警惕。

- 不要盲目地选购,要学会看营养成分表和标识。购买某种营养素补充剂之前,应该充分了解其成分和属性,选择适合自己的产品。

- 建议首选带有"蓝帽子"标志的营养素补充剂。"蓝帽子"也称"小蓝帽"，是我国保健食品专用标志，带有"蓝帽子"标志的产品，就是得到了原国家食品药品监督管理局批准和认证的合格产品。
- 选择正规厂家生产的营养素补充剂。

总结一下，如果你的饮食非常健康、合理，完全没有必要吃营养素补充剂；但是如果做不到饮食均衡或者出于某些特殊原因，需要额外补充营养，可以适当地使用营养素补充剂。

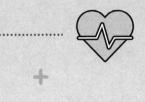

第 5 章

食物、炎症与免疫力

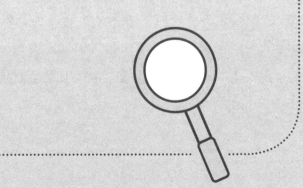

人的免疫力到底有多重要？新冠肺炎疫情让我们对免疫力有了更深的认识。在疫情刚开始爆发的时候，一次发布会上，张文宏医生建议早餐不能光喝粥，还要吃鸡蛋、喝牛奶，这样才能帮助我们的身体更好地抵抗病毒。作为一个有专业背景的医生，这么说肯定有一定的科学道理，那就是通过饮食可以提高免疫力。

　　对于预防各种慢性炎症疾病来说，最重要的也是提高免疫力。接下来，我们就看看到底吃什么、怎么吃，才能提高免疫力，从而抵抗炎症的侵袭。

1

80%的免疫系统位于胃肠道，
吃得不健康疾病随之而来

当我们的身体遭受异物的侵袭时，免疫系统会迅速做出反应，集合所有免疫细胞，奋力消除病原体，维持身体的健康。

然而，在与细菌或病原体斗争的过程中，大量的免疫细胞与敌人同归于尽，由此也加重了免疫系统的负担，这就要求我们在日常生活中应该尽可能摄入有助于维护免疫系统功能的营养素。不少营养素，比如维生素以及锌、硒、铁、铜等矿物质，都具有促进或增强免疫调节的作用。

生命活动所需的各种能量来源于食物，我们人类的食物多种多样，不同的食物含有不同的营养素，例如蔬果富含维生素，谷物富含膳食纤维，动物性食物富含脂肪和优质蛋白质等，正是这些营养素在体内相互转化、结合，生命系统才能维持正常的运转。从生物学的角度来说，我们只有尽可能多地吃各种食物，才能保证免疫系统所需的营养素充足。

但是我们又常常会说一句话，"病从口入"，因为身体里最常见的外来物也是食物，各种细菌和病毒很可能混合在食物里进入人体。因此，食物一方面为免疫系统提供了原动力，另一方面也有可能使免疫系统面临危险。

如此一来，吃什么、怎么吃才能提升免疫力，就显得更加重要。一如爱情需要经营，我们也需要掌握一些技巧，想办法平衡食物和免疫系统之间的关系，才能有效抵抗炎症，使身体处于健康的状态。以下这三件事是我们可以做到的：

首先，我们要保证摄入充足的蛋白质。免疫细胞都是由蛋白质组成的，只有蛋白质补给到位，整个免疫系统才能正常运行。蛋类、奶类、畜禽肉类、鱼虾类、大豆类等食物中都含有丰富的蛋白质，可以为免疫系统提供充足的原材料。

其次，我们需要做到饮食均衡，让食物中的天然免疫调节剂发挥作用，保持免疫平衡。中国营养学会发布的"抗病毒营养膳食指导"有四个要点：能量要充足，多吃鱼肉蛋奶，多吃新鲜蔬菜和水果，保证充足的饮水量。我们除了要多摄入蛋白质以外，还要多吃蔬菜和水果，这些食物中富含的维生素和矿物质，有很大一部分是天然的免疫调节剂。

最后，我们要保护好消化系统。大约75%~80%的免疫系统位于我们的胃肠道。当我们吃得不合适的时候，疾病也往往会随之而来；反之，当我们生病的时候，也经常会出现肠胃不舒服的症状。这就是因为位于消化系统的免疫细胞受到了损害，导致免疫力降低。

我们的胃肠道是人体的"营养生产中心"，每天负责消化和吸收吃进去的食物，为身体提供充足的养分。据估计，在人的一生中，肠道平均要处理 65 吨食物和饮料，相当于 12 头大象的重量。可见，胃肠道也是人体最劳累的重要器官。

我们身体细胞的健康取决于它们从所吃食物中获得的营养。所以，为了减轻消化系统的负担，为免疫细胞创造舒适的工作环境，我们要多吃对肠胃好的食物，例如各种新鲜蔬果，少吃对肠胃不友好的食物，例如烤串、油炸食品、辣火锅等。

2

如何做到吃饱、吃好又可以维持体重？

有时候为了满足自己的食欲和味蕾，我们会大快朵颐。可是享受过这一阵舌尖上的狂欢之后，却不得不面对一个残酷的现实——生活不只有眼前的蛋糕、炸鸡、小龙虾，还有高血糖、高血脂和高血压，以及越来越紧的衣服和越来越胖的身型。

为了避免踏上辛苦又心酸的漫漫减肥路，我们会粗暴地把油、盐、糖统统打入冷宫，简单地认为只要"不碰"它们，就一键消除了所有烦恼，从此走上了健康生活的"康庄大道"。然而像这样一刀切的做法，却容易让我们陷入"食物焦虑症"的深坑——越不能碰就越想要得到。

其实，相比盲目地"戒"，我们更应该科学地把控饮食中的"度"，这样才能迎来真正健康的生活。

⊙ 按照风险等级定食用频率

我们日常吃的食物一般有六个大类，包括主食、肉蛋奶、蔬菜、水果、零食和饮料。根据第 4 章介绍的食物成分可以知道，不同的食物具有不同的健康风险。

你可以在六个食物大类中，再按照有益、一般、有风险的判断标准将自己爱吃的食物分成三档："有益"的食物可以"每顿饭都吃"，"一般"的食物"每天吃一次"，"有风险"的食物"每周吃一次"。

举个例子，很多人喜欢吃的午餐肉属于加工肉，是一类致癌物，可以划分在"有风险"这一档，食用频率就应该是"低"，每周吃一次就好。

⊙ 保证食物的多样性

《中国居民膳食指南》（2016 版）建议，我们每天要吃 12 种以上不重复的食物，每周要吃 25 种以上不重复的食物。这对于我们的记忆力实在是不小的考验。

在这里告诉你一个更简单的办法，如果你觉得每天记住食物的种类太难了，就只需要记得吃不同颜色的食物。食物的不同颜色往往代表含有不同的微量元素，只要吃的食物的颜色更丰富，摄入的营养就更全面。

红色的辣椒和番茄、橙色的胡萝卜和南瓜、黄色的香蕉和玉米、绿色的西蓝花和小白菜、紫色的甘蓝和茄子、白色的蘑菇和萝卜、黑色的木耳和黑豆……你瞧，这一下子就可以数出十几种食物。

如果吃很多种类的食物对你来说还是很难实现的话，可以优先选择深绿色和橙色的食物，因为这两种颜色的食物含有更多的维生素和矿物质。

⊙ 坚持弹性饮食方案

如果工作日应酬较多，周末就可以少吃一点；如果工作日严格按照饮食计划执行，周末就可以放松一下，吃一些自己喜欢的食物。这样的弹性饮食方案不但可以平衡一周摄入的热量总量，也更容易让人坚持下去。

每天固定时间称量体重。关注体重的变化除了督促自己管理身材，还可以帮助我们及时发现身体的病变。如果近期内饮食和运动都很规律，但是发现体重明显地增加或者减少，那么就要提高警惕。体重大幅度地增加或减少有可能是疾病引起的，例如甲状腺功能亢进会让身体的能量消耗显著提高，人就会迅速消瘦。

⊙ 养成定期体检的习惯

定期体检是我们观察身体变化的有效方式。一些体检指标，如血糖、血压、血脂、尿酸等，和饮食的关系十分密切。

吃太多碳水化合物，血糖很可能会升高；长期饮酒，血脂很可能会升高；经常吃比较咸的食物，血压很可能会升高。如果体检的时候发现这些身体指标的变化到了异常的程度，除了考虑及时就医，用药物治疗外，也要想想怎么有针对性地调整自己的饮食模式。

我们也没有必要为了健康而教条式地恪守准则。在一定程度上，食物带来的愉悦和满足感超越了营养素带来的健康收益。也就是说，有一些饮食规则偶尔是可以被打破的，就像股神巴菲特，即使坐拥令全球人羡慕的巨额财富，最爱吃的也不过是汉堡、可乐和冰淇淋。也许你会说，这些都不健康啊，可是就像巴菲特自己所说的那样："这像孩童一般的饮食习惯，对我来说是最安全的。"

食物带给人类的不仅是营养的补充，还有精神的依赖和愉悦。我们在注重食物的科学性和功能性的同时，也可以加入一点"吃"的文化和情怀。

3

挑选食物：选对不选贵

生活是苦的，但食物能为我们带来一丝甜。我们每天吃的食物不止一种，但这些吃进去的东西究竟好不好、有没有用呢？这就涉及我们应该怎么挑选合适的食物。

首先，我们需要解决一个问题，怎么判断某种食物的营养价值？也许有人会说，价格决定一切，卖得贵的食材，营养价值肯定更高。其实不然，从营养学的角度分析，价格高的食物还真不一定代表它具有更高的营养价值。

举个例子，旗鱼肉白多筋、味道甘美，是日料店里的网红食材，也是制作上等生鱼片的高级食材。然而，很多追捧它的食客没有意识到，这种舌尖上的鲜美体验是有风险的。

相信你听过一句俗语，"大鱼吃小鱼，小鱼吃虾米"，一层又一层食物链的累积，会造成重金属等有害物质在处于顶层食物链的鱼类体内汇集。旗鱼是大型食肉鱼，在海洋中就处于食物链比较顶端的位置，它靠捕食小鱼为生，因此身体里汇集了最多的重金属，孕妇和小孩都应该尽量避免食用。

　　还有人认为，自己做的食物总归是健康的，毕竟从选材到加工都是亲力亲为，不但选用的食材是最好的，加工过程中也避免了添加剂，这样应该可以高枕无忧，没有健康大患了。

　　其实，食品生产对于原材料的挑选、加工和储存方式都有很高的要求，自己做的可能反而会有更多的安全隐患。就拿自榨油来说，加工过程粗放，又缺乏相关去除工艺，会导致很多污染物的存留。相比之下，超市里买的普通食用油经过了国家标准和食品安全的检验，才是更好的选择。

　　由此可见，在挑选食物这件事上，价格标准不一定准确，亲力亲为也不代表靠谱。那么，究竟什么样的食物才是对我们的健康有益的呢？日常健康饮食的主角绝对是我们每天容易获取的普通食材。

　　对我们中国人来说，按照《中国居民膳食指南》（2016 版）提到的，每日食材可以分为五大类：谷薯、蔬菜水果、畜禽鱼蛋奶、大豆坚果和油脂。这些食材在普通超市和菜市场里都可以购买到，完全能满足日常健康需求。

⊙ 如何挑选对身体健康有益的食物？

　　概括起来就是三个关键词：完整、新鲜、丰富。

◇完整

　　所谓完整，就是尽量保留食物原本的样子，减少加工的程度。

　　在我们的生活中常常会见到各种各样的加工食物，比如用黄豆酿制的酱油、牛奶发酵的奶酪。任何的食物加工，都会或多或少地造成营养的流失，而且加工程度越高，添加剂的含量也就越高，食物越不健康。因此我们在挑选食物时，最好优先选择保留了原本样子的食物，也就是加工程度低的食物。

比如一盘清蒸鱼和一盘鱼丸放在你的面前，你应该选哪一盘呢？毫无疑问，参照"完整"的挑选标准，应该挑选清蒸鱼。因为清蒸鱼一看就知道原材料是鱼，而鱼丸如果不尝一下的话，就无法立刻知道它用的是什么原材料。和鱼丸相比，清蒸鱼的加工程度更低一些。

◇新鲜

咱们都知道，吃东西要挑新鲜的吃，不新鲜的食物往往会带来腹泻的困扰，甚至引发其他疾病。

如果去超市或者菜市场购买以下食材，可以从多个方面判断食物是否新鲜。

- 肉类：掌握"一看二触三闻"的技巧。"一看"为看颜色，新鲜的肉类肉质鲜亮，不新鲜的肉颜色发暗，脂肪也没有光泽；"二触"为试手感，用手指按压后，新鲜的肉肌肉饱满而富有弹性，不新鲜的肉则没有这样的感觉；"三闻"为闻气味，不新鲜的肉会散发出酸味或者臭味。
- 鱼类：挑选方法与肉类相似。其中，鱼的外观重点看眼睛、鱼鳃、鱼鳞和鱼皮。新鲜的鱼眼睛明亮、凸出，鱼鳃呈亮红色，鱼鳞和鱼皮都很明亮。
- 蛋类：新鲜蛋的蛋壳表面光洁鲜明，拿在手上会有"压手"的感觉，如果放在耳朵边轻轻摇一摇，一般没有明显的响声；陈蛋的蛋壳颜色稍暗，但仍然可食用；霉蛋的蛋壳表面有霉点或霉斑，不可选购食用。

- 蔬果：为了保证吃到新鲜的蔬菜和水果，除了遵循"一看二触三闻"的方法，还可以加一个"尝"。"看"就是看颜色和外形，新鲜蔬果水分充足，一般表面光滑而有光泽，没有起皱的现象。要注意的是，蔬果的颜色不是越鲜艳越好，例如绿叶蔬菜宜选择叶子颜色均匀一致的。有的蔬果由于使用了激素会长成畸形，因此购买时应该挑选正常形状的。"闻"就是闻气味，人工催熟的蔬果少有香味，自然成熟的果蔬会散发出特有的香味。"触"就是用手摸摸看蔬果有没有弹性，以此判断其新鲜度。当然，如果以上几种方法都无法立刻辨别出蔬果的新鲜度，"尝"就是最简单直接的方法了。

那些煮熟的食物，当然是尽快食用以保证新鲜度。对于隔夜的饭菜，虽然我们不能抛开剂量谈毒性，但还是少吃为好。如果想避免浪费，每顿饭按需备餐就好啦！

◇丰富

丰富是指食物的种类越多越好，注意，是指食物的种类，而不是品种。谷物和蔬果就是不同的种类，但黄豆和绿豆则是同一种类的不同品种。即使某一种食物的营养素有缺陷，也可以通过和其他种类食物的结合，保证我们摄入的营养是充足的，这就是食物种类丰富的好处。

⊙ 警惕食物中隐藏的风险

人们往往对一些"坏"食物避之不及。食物是"好"是"坏"，有时候是因人而异的。例如，有的人对杧果过敏，那么杧果对他而言就是"坏"食物，一旦进食就会危害他的健康。

我们每个人都应该充分了解自己的身体，尽量避开食物中隐藏的各种风险，做到不给身体添麻烦。

◇过敏

正常人吃杧果，就算吃得满嘴都是黄黄的汁液也没有关系；而如果是对杧果过敏的人误食了杧果，就可能会口腔发麻、嘴巴红肿，甚至面部出现大片红疹。

食物过敏是身体把某种正常的食物当成了对身体有害的物质，发动免疫系统释放出免疫介质进行攻击，从而导致吃了这种食物后身体出现不良反应。通常，食物过敏在进食后几分钟至两小时内就会出现过敏症状。

食物过敏的反应是不确定的，可能是嗓子痒等轻微症状，也可能会迅速发展为呼吸困难甚至危及生命的严重症状。

理论上，任何食物都有可能导致过敏，以下这些是主要的致敏食物：鸡蛋、花生、牛奶、大豆、坚果（如榛子、杏仁）、小麦、鱼和海产品（如贝、虾、蟹）等。不同的食物过敏持续的时间也不同，对牛奶、鸡蛋和大豆过敏的儿童，随着年龄的增长通常会发生食物耐受，对花生和坚果过敏的则可能持续到成人期。

就目前的医学水平而言，食物过敏还是"不治之症"。一旦确诊对某种食物过敏，最好的治疗方法就是避免吃这种食物以及任何含有这种食物成分的食物。

◇ 不耐受

与过敏不同，食物不耐受主要是由于身体缺乏消化某些食物相应的酶，无法完全分解食物，才导致消化道不适，出现腹泻等症状。例如，乳糖不耐受的人体内缺乏乳糖酶，不能有效分解乳糖，导致一喝完牛奶就拉肚子。

麸质、乳制品、鸡蛋、花生、玉米、大豆、贝类是最容易发生食物不耐受的食物。食物不耐受的可能症状包括胃痛、腹胀、恶心、呕吐、腹泻、头痛、易怒和焦虑。

虽然食物不耐受的症状让人不舒服，但它们不会立即造成危险。如果你对某种食物不耐受，也有可能少量食用不会出现任何症状。

如果你存在某种食物不耐受的问题，可以通过食用其替代品来满足日常的营养需求。

◇ 不健康的饮食习惯

身处快节奏的现代社会，人们往往将注意力更多地放在工作上，而忽视了日常饮食的要求，由此形成的不健康的饮食习惯也让不少人的身体健康亮起了红灯。2019 年 5 月，著名医学杂志《柳叶刀》及其旗下的《柳叶刀－糖尿病与内分泌学》接连发表的重磅研究成果表明，不良饮食习惯造成的心脑血管疾病成为全球人口死亡的主要原因。

哪些是不健康的饮食习惯？主要集中在进食方式和进食内容两个方面。

例如，上班族为了工作经常会加班或者熬夜，常常不是省了晚餐就是省了早餐，再加上为了赶时间，很多人吃饭时狼吞虎咽，一份饭菜几大口就解决了。如此不规律、粗糙的进食方式会严重损害肠胃的功能。

进食内容方面的问题则主要是高钠、高糖以及反式脂肪酸的摄入，它们都和常见的慢性疾病有着千丝万缕的联系。

现代生活中存在很多食物陷阱，会让人不知不觉地掉进去，例如含大量添加糖的饮料爱给自己贴上"零脂肪"的标签，脂肪含量多的食物爱给自己贴上"零蔗糖"的标签。商家为了利润"煞费苦心"，而我们为了健康则要擦亮眼睛，在购买食物前应该仔细辨认其中是否含有对健康有危害的成分。

食品包装的营养成分表上有三个信息需要我们特别注意：第一个是钠的含量，数值越低，对健康的威胁越小；第二个是添加糖的含量，如果碳水化合物的下面有单独的一行叫"糖"，就是指加工过程中的添加糖，这个数值越接近于零越好；第三个是反式脂肪酸的含量，这个数值也是越接近于零越好。

有时候，如果你没在营养成分表上找到添加糖和反式脂肪酸，可以仔细观察配料表，找到白砂糖、氢化植物油和人造奶油这几个配料，它们在配料表上排位越靠前，说明该食物中的添加糖和反式脂肪酸的含量越大。

在选择包装食品时，建议尽量选择"三低"食物，即低脂、低钠、低糖。

◇ 食物中毒

也许你会说，这还用提醒吗？没有人会吃有毒的食物。但你不知道的是，食物中毒远比我们想象的更加难以避免。

有些食物天然带有毒素，例如河豚含有剧毒河豚毒素；有些食物是因为被污染了才有毒，细菌、病毒、寄生虫和有害金属都是食品污染物，例如生鸡蛋里的沙门氏菌、生肉里的各种寄生虫和病毒。

说出来你也许不相信，最容易发生食物中毒的地方，不是路边摊，不是大排档，而是自己家里。为了预防食物中毒，我们平时应该注意以下几点：

- 剩菜剩饭应该适当吹冷后分盒密封，然后存放至冰箱内壁，食用前要充分加热，一旦发现有异味或者颜色不对，就不要再吃了。
- 变质的食物应禁止食用，例如发芽的土豆、发霉的玉米和花生等。
- 如果开封后的食品吃不完，最好及时将包装密封。同时需要注意，开封之后的食品，其保质期也会相应缩短，尽快吃完为好。

- 蔬菜水果尽量当天买当天吃完。

- 肉类买回来后尽快放入冷冻层，再次解冻后，如果切肉时新切面溢出了黏黏的水分，很可能已经变质了，这时候就别吃了。

尽管勤俭节约是一种美德，但是如果为了不浪费而坚持吃下有变质嫌疑的食物，是对生命的不负责任。万一食物中毒，后果不堪设想。因此，最后再强调一遍，对于不确定的食物，一律不要吃！

◇致癌物

世界卫生组织下属国际癌症研究中心（IARC）将致癌物对人的危险性分为四类五组：

- 1 类：罪证确凿，对人体有明确致癌性的物质，如黄曲霉毒素、砒霜、甲醛、乙醇、槟榔、烟草等。

- 2A 类：对人体致癌性较高的物质。此类致癌物对人体致癌性证据有限，但对实验动物致癌性证据充分，如丙烯酰胺、无机铅化合物等。

- 2B 类：对人体致癌性较低的物质。此类致癌物对人体致癌性证据有限，对实验动物致癌性证据并不充分，如柴油、汽油等。

- 3 类：对人体致癌性存疑的物质。此类致癌物尚无充分的人体或动物数据，如苏丹红、咖啡碱等。

- 4 类：对人体很可能没有致癌性的物质。

很多人认为，这个致癌物分类是指导致癌症的风险大小，1 类致癌物风险最大，4 类致癌物风险最小。实际并非如此，这个分类是依据致癌性证据的确凿程度划分的。

1 类致癌物明确含有致癌因素，会引发癌症，酒精、火腿、经过烟熏或盐腌制的咸肉等加工肉类，都是日常饮食中常见的 1 类致癌物。虽然 1 类致癌物给身体造成的麻烦一般不是立刻显现的，但是随着剂量的累积，它会增加罹患癌症的风险。也就是说，如果一个月只吃几次加工肉类，并不需要过于担心会出现什么问题，但天天吃就很麻烦了。对于这些食物，我们可以偶尔解解馋，但是不能频繁食用。

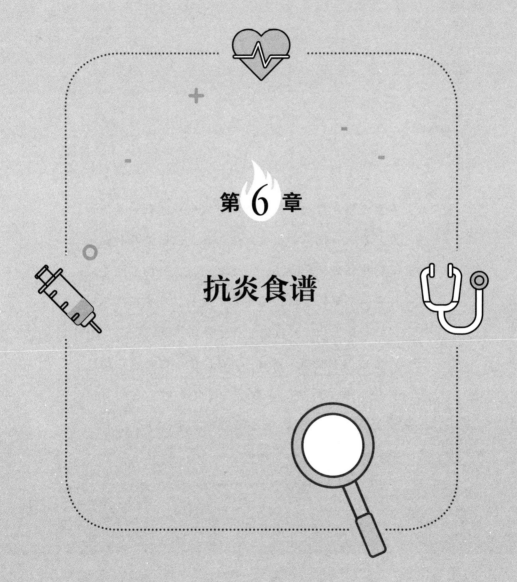

第 6 章

抗炎食谱

知道吃什么和怎么吃，有时候不仅可以抵抗炎症，甚至还能左右人生。吃食物是我们能想到的最简单也最能带来愉悦感的抗炎方法，但是只盯着几种食物大吃特吃肯定不是办法，相比之下，更好的办法是定一份平衡多元的食谱，吃下各类食物，从中获得各有不同的营养成分，为我们的身体保驾护航。

　　具体该怎么做呢？请接着往下看。要提醒你的是，食物不等于药物，别老想着吃什么神奇食物可以快速消炎、治愈疾病，更重要的是专心享受各种食物带来的舌尖上的美妙感受。

1

对症果蔬汁

----- 小麦草橙汁 --

适用范围　牙齿疾病、高血压、糖尿病、高血脂、癌症、贫血。

材料　小麦草80克，橙子1个。

做法　1. 将小麦草冲洗干净，并用冷开水冲一遍。

2. 待洗净后的小麦草彻底沥干水分后，将其放入专用的小麦草榨汁机萃取原汁。

3. 将橙子榨汁，然后与小麦草原汁混合搅拌均匀，即可饮用。

Tips　小麦草中富含维生素 E 以及多种微量元素，可以帮助清除血液中的毒素，增强细胞功能。如果将小麦草用于外敷，还可以消除感染，刺激细胞新生。

小麦草柠檬汁

适用范围 高血压、糖尿病、高血脂、癌症、贫血。

材料 小麦草80克,柠檬1/2个。

做法 1. 将小麦草冲洗干净,并用冷开水冲一遍。

2. 待洗净后的小麦草彻底沥干水分后,将其放入专用的小麦草榨汁机萃取原汁。

3. 将柠檬汁挤压出来,与小麦草原汁充分混合,即可饮用。

Tips 如果出现反胃的症状,可以适当少量吃一些水果。

青木瓜汁

适用范围 糖尿病、月经不调。

材料 青木瓜1个。

做法 1. 将青木瓜冲洗干净,去皮去籽后切成小块。

2. 将青木瓜块放入分离式榨汁机萃取原汁,即可饮用。

Tips 青木瓜富含青木瓜酵素等氨基酸以及多种营养素,具有抗菌抑菌、刺激女性激素分泌等功效。

---- 青木瓜苹果汁 --------------------------------

适用范围 月经不调。

材料 青木瓜250克，苹果1个。

做法 1. 将青木瓜冲洗干净，去皮去籽后切成小块。

2. 将苹果冲洗干净，削皮后切块。

3. 分别将青木瓜块和苹果块放入分离式榨汁机萃取原汁。

4. 将青木瓜原汁与苹果原汁以2∶1的比例混合搅拌均匀，即可饮用。

---- 胡萝卜汁 --------------------------------

适用范围 过敏疾病、自体免疫性疾病、月经不调。

材料 胡萝卜1~2根。

做法 1. 将胡萝卜冲洗干净，连皮切成小块。

2. 将胡萝卜块倒入分离式榨汁机萃取原汁，即可饮用。

Tips 胡萝卜富含胡萝卜素、叶酸及木质素等成分，具有降血糖、提高机体免疫力等功效。

---- 三宝胡萝卜汁 --

适用范围 白发、脱发、月经不调、感冒、发烧。

材料 胡萝卜400克，三宝粉150克（大豆卵磷脂、小麦胚芽、啤酒酵母各50克）。

做法 1. 将胡萝卜冲洗干净，连皮切成小块。

2. 将胡萝卜块倒入分离式榨汁机萃取原汁。

3. 将胡萝卜原汁与三宝粉混合搅拌均匀，即可饮用。

---- 胡萝卜苹果汁 --

适用范围 皮肤病、肩周炎、高血压、痛风、失眠、早衰、白发、脱发、肥胖、月经不调、消化不良等。

材料 胡萝卜2根，苹果（大）1个。

做法 1. 将胡萝卜和苹果冲洗干净，连皮切成小块。

2. 分别将胡萝卜块和苹果块放入分离式榨汁机萃取原汁。

3. 将胡萝卜原汁和苹果原汁以1:1的比例搅拌均匀，即可饮用。

---- 番茄汁 --

适用范围 牙齿疾病、高血压及各种病症。

材料 番茄（约250克）1个。

做法 1. 将番茄冲洗干净，连皮切成小块，

2. 将番茄块倒入分离式榨汁机萃取原汁，即可饮用。

Tips 番茄含有番茄红素、谷胱甘肽、维生素B_2、抗坏血酸、维生素A、维生素K等成分，可以有效防止牙龈出血、口腔溃疡，还具有抗氧化以及推迟细胞衰老等作用。为了避免刺激肠胃，最好不要空腹饮用番茄汁。

---- 排毒蔬果汁 --

适用范围 牙齿疾病、高血压、糖尿病、高血脂、心脏病、癌症、肝炎、早衰等。

材料 胡萝卜1根，番茄（大）1个，西洋芹一小段，柠檬（去皮）1/2个。

做法 1. 将所有材料洗干净后切成小块。

2. 将所有切块的材料倒入分离式榨汁机萃取原汁，即可饮用。

Tips　西洋芹汁含有大量矿物质和维生素，可以促进新陈代谢，具有排毒、抗炎的功效。

黄瓜苹果汁

适用范围　高尿酸、痛风、肾病。

材料　黄瓜1/2根，苹果1个。

做法　1. 将所有材料冲洗干净后切成小块。

　　　　2. 将所有切块的材料放入分离式榨汁机萃取原汁，即可饮用。

Tips　黄瓜富含膳食纤维，对促进肠道中腐败食物的排泄和降低胆固醇有一定作用。但建议每次饮用量不超过300毫升，如果出现水肿应该及时调整。

苹果汁

适用范围　过敏症、自身免疫性疾病。

材料　苹果1~2个。

做法　1. 将苹果冲洗干净，连皮切成小块。

　　　　2. 将苹果块放入分离式榨汁机萃取原汁，即可饮用。

---- 菠萝苹果汁 ------------------------------------

适用范围 早衰、性功能障碍、更年期综合征。

材料 菠萝250克，苹果1个。

做法 1. 将菠萝和苹果洗干净，去皮切成小块。

2. 将菠萝块和苹果块分别放入分离式榨汁机萃取原汁。

3. 将菠萝原汁和苹果原汁以1∶1的比例混合搅拌均匀，即可饮用。

Tips 1. 菠萝含有菠萝蛋白酶，这种成分可以分解蛋白质，帮助消化，溶解阻塞在组织中的纤维蛋白和血块，改善血液循环，有利于消除炎症。

2. 如果饮用后感到喉部不适，就是出现了过敏反应，此时喝一杯淡盐水，可以稀释食物中的致敏成分。

3. 患牙齿疾病的人最好不要饮用。

---- 卷心菜苹果汁 ------------------------------------

适用范围 呕吐、消化不良。

材料 卷心菜约250克，苹果1个。

做法 1. 将卷心菜菜叶和苹果冲洗干净，卷心菜菜叶撕成小块，苹果连皮切成小块。

2. 将卷心菜和苹果块分别放入分离式榨汁机萃取原汁。

3. 将卷心菜原汁和苹果原汁以2:1的比例搅拌均匀，即可
饮用。

鲜土豆汁

适用范围 胃炎。

材料 生土豆2~3个（约400克）。

做法 1. 将生土豆表面的泥土仔细清洗干净，并用小刀剔除表
面的芽眼，然后连皮切成小块。

2. 将土豆块放入分离式榨汁机萃取原汁，静置3~5分钟。

3. 待淀粉沉淀后取上层的清澈汁液，即可饮用。

Tips 1. 土豆富含蛋白质、维生素、钙、磷、钾等成分，营养
价值极高。生土豆外用可以消炎、消肿，内服可以保
持消化道的滑润，可以治疗胃溃疡、顽固性便秘和湿
疹等疾病。

2. 发芽的土豆请勿食用。

---- 卷心菜汁 ----

适用范围 胃炎、贫血。

材料 卷心菜约500克。

做法 将卷心菜菜叶冲洗干净，用分离式榨汁机萃取原汁，即可饮用。

Tips 卷心菜属于十字花科，其含有的维生素C具有保护黏膜细胞的功能，可以预防及治疗肠胃疾病。卷心菜的抗氧化能力也很强，一般来说，外层叶子越多、越嫩的卷心菜，抗氧化的作用就越强。

---- 鲜土豆苹果汁 ----

适用范围 贫血。

材料 土豆2个（约300克），苹果1个。

做法 1. 土豆洗净，用小刀剔除芽眼，连皮切成小块；苹果洗净，去皮切成小块。

2. 将土豆块和苹果块一起放入分离式榨汁机萃取原汁。

3. 待原汁沉淀3分钟后，取上层的清澈汁液，即可饮用。

Tips 尿蛋白异常、肾炎、肾功能不全等患者忌食。

---- 西瓜雪梨汁 --

适用范围 牙齿疾病、肾病。

  材料 西瓜1个，雪梨1个。

  做法 1. 将西瓜和雪梨洗净切块。

    2. 将西瓜块和雪梨块分别放入分离式榨汁机萃取原汁。

    3. 将两种原汁以1:1的比例混合均匀，即可饮用。

  Tips 梨是一种含水量丰富的水果，此外还含有糖类、蛋白质、脂肪、维生素等多种营养成分。梨的果肉中含有石细胞，还可以有效清除牙菌斑。

---- 藿香鲜橙汁 --

适用范围 牙齿疾病、扁桃体炎、咽喉炎、高尿酸、痛风、腰背酸痛。

  材料 鲜藿香20~30克（约5片），橙子2个。

  做法 1. 将鲜藿香用清水冲洗干净，再用冷开水冲洗一遍。

    2. 将橙子冲洗干净后去皮切块，放入分离式榨汁机萃取原汁。

    3. 将鲜藿香与橙汁放入果汁机，搅拌均匀后即可饮用。

  Tips 藿香是一种很普遍的草药，具有消炎、解毒的功效。

----- 富 C 果汁 -----

适用范围 牙齿疾病、皮肤病、高血压、高尿酸、痛风、失眠、早衰、性功能障碍、月经不调、感冒、发烧、呕吐、消化不良。

材料 橙子 2 个，柠檬 1/2 个，葡萄 25 粒。

做法 1. 将橙子和柠檬冲洗干净，去皮切块；将葡萄逐粒剪下来，并用盐或者果蔬清洁剂清洗干净。

2. 将橙子块和柠檬块分别放入分离式榨汁机萃取原汁。

3. 将葡萄放入果汁机，再倒入橙汁和柠檬汁，搅拌均匀后用滤网滤掉残渣，即可饮用。

Tips 糖尿病患者饮用时可以将葡萄粒减少一半，再与其他果汁搅拌。

----- 健康五汁饮 -----

适用范围 牙齿疾病、糖尿病、高血压、高血脂、心脏病、癌症、皮肤病、肩周炎、肝炎、肥胖、痛风。

材料 苹果 1 个，大黄瓜 1/4 根，苦瓜 1/4 根，青椒 1/2 个，西洋芹 2 片。

做法 1. 将所有材料冲洗干净并切成小块。

2. 将所有材料倒入果汁机搅打，即可饮用。

Tips　健康五汁饮富含酵素，可以加速淋巴循环，有助于排毒。

胡萝卜洋葱苹果汁

适用范围　腰背酸痛。

材料　胡萝卜1根，洋葱1/2个，苹果1个。

做法　1. 将所有材料冲洗干净，切成小块。

2. 用分离式榨汁机分别萃取原汁。

3. 将胡萝卜汁、苹果汁、洋葱汁以 6 : 3 : 1 的比例混合均匀，总量为 500 毫升（即胡萝卜汁 300 毫升，苹果汁 150 毫升，洋葱汁 50 毫升）。

Tips　1. 一天饮用两次，每次500毫升。

2. 建议将洋葱剥除外皮后萃取。

新鲜牧草汁

适用范围　贫血。

材料　新鲜牧草（含根、茎、叶）150克。

做法　1. 将牧草冲洗干净，并用冷开水冲洗一遍。

2. 待牧草沥干后，用专用榨汁机萃取原汁，即可饮用。

明日叶鲜汁

适用范围 贫血。

材料 新鲜明日叶（含根、茎、叶）200克。

做法 1. 将明日叶冲洗干净，并用冷开水冲洗一遍。

2. 待明日叶沥干后，用专用榨汁机萃取原汁，即可饮用。

Tips 明日叶的外形很像芹菜，富含维生素和矿物质，具有很高的药用和保健价值，被誉为"神奇植物"，有抗癌、防止细胞老化、调理慢性疾病的功效。

明日叶菠萝汁

适用范围 腰背酸痛。

材料 明日叶150克，菠萝300克。

做法 1. 将明日叶冲洗干净，并用冷开水冲洗一遍，沥干水分。

2. 将菠萝冲洗干净，去皮切块。

3. 将明日叶和菠萝块放入分离式榨汁机萃取原汁，即可饮用。

鲜柠檬水

适用范围 高尿酸、结石、痛风。

材料 柠檬1个，冷开水500毫升。

做法 将柠檬榨汁后，倒入冷开水稀释即可饮用。

Tips 柠檬水富含维生素C和天然活性酶，能消灭多种病菌，促进免疫细胞再生，有明显的抗炎作用。

三合一蜂王浆

适用范围 月经不调、早衰、前列腺增生、性功能障碍。

材料 蜂王浆2~3克，蜂花粉8克，蜂蜜15毫升，温开水300毫升。

做法 1. 将花粉加入温开水中，搅拌至花粉颗粒溶解。

2. 再倒入蜂王浆和蜂蜜，搅拌均匀后即可饮用。

Tips 1. 蜂王浆应冷冻保存。

2. 不得用金属餐具舀取蜂王浆，以免引起化学反应从而产生质变。

---- 牛蒡鲜汁 ---

适用范围 便秘、肠易激综合征。

　　材料 牛蒡5根。

　　做法 1. 将牛蒡冲洗干净，连皮切成小段。

　　　　　 2. 将牛蒡段放入分离式榨汁机萃取原汁。

　　Tips 1. 立即饮用，以免时间长了汤汁氧化变黑。

　　　　　 2. 如果饮用1小时后出现腹泻的症状，属于正常现象。

---- 莲藕鲜汁 ---

适用范围 牙齿疾病、肾病。

　　材料 莲藕2~3节。

　　做法 1. 将莲藕冲洗干净，切成小段。

　　　　　 2. 将莲藕段放入分离式榨汁机萃取原汁，即可饮用。

　　Tips 莲藕有清热凉血、生津解渴的功效。

---- 菊花糖蜜水 --

适用范围　白发、脱发、月经不调、贫血。

　　材料　杭菊花（干品）10克，糖蜜20毫升，水1000毫升。

　　做法　1. 将杭菊花和水一起放入锅中，煮沸后转小火续煮10~20分钟。

　　　　　　2. 滤渣后留取纯汤，加入适量糖蜜，搅拌均匀后即可饮用。

---- 白萝卜蜜水 --

适用范围　肺炎、热咳。

　　材料　白萝卜300克，麦芽糖200克。

　　做法　1. 将白萝卜冲洗干净，连皮切丝，静置晾干。

　　　　　　2. 将晾干的白萝卜丝和麦芽糖放入玻璃罐，密封后放入冰箱冷藏一天，待萝卜酵素将麦芽糖化为蜜水。

　　　　　　3. 一天三次，每次取30毫升白萝卜蜜水，再兑入300毫升温开水，搅拌均匀后即可饮用。

　　Tips　1. 选用纯度较高的黄褐色麦芽糖。

　　　　　　2. 玻璃罐需要用沸水杀菌后沥干备用。

---- 热带风味果蔬汁 -------------------------------------

适用范围 肥胖、关节疼痛。

材料 姜黄根15根，肉桂粉1大匙，黄瓜2根，菠萝1个。

做法 1. 将姜黄根、黄瓜、菠萝稍微冲洗，黄瓜、菠萝去皮切成小块。

2. 将所有材料放入果汁机搅碎，搅拌均匀后即可饮用。

Tips 1. 菠萝蛋白酶有助于减轻疼痛，缓解炎症。

2. 肉桂有助于降低食欲，调节血糖水平。

---- 绿蔬蓝莓混合鲜汁 -------------------------------------

适用范围 高血压、中风、关节炎。

材料 菠菜叶1盘，橙子2个，蓝莓30颗。

做法 1. 将菠菜叶冲洗干净，再用凉开水冲洗一遍，沥干备用。

2. 将橙子去皮去籽，切块。

3. 将所有材料放入果汁机搅碎，搅拌均匀后即可饮用。

---- 西芹汁 ---

适用范围　胃肠炎。

　　材料　西洋芹1~2把。

　　做法　1. 将西洋芹冲洗干净，切段。

　　　　　　2. 将西洋芹段放入分离式榨汁机萃取原汁，即可饮用。

　　Tips　西洋芹富含矿物质和多种营养素，有助于调节肠道微生物平衡。

2

对症奶品

---- **木瓜香蕉酸奶** --

适用范围 便秘、肠易激综合征。

材料 熟透的木瓜（小）1个，香蕉1根，芦荟30克，原味酸奶300毫升。

做法 1. 将所有材料清洗干净，木瓜去皮去籽，切成小块；香蕉剥皮切成小块；芦荟只保留透明的果肉。

2. 将所有材料放入食物料理机搅打，搅拌均匀即可。

Tips 1. 木瓜里含有苹果酸、皂苷等，具有调节免疫、抗菌等功效。

2. 芦荟具有清肝热、通便的功效，但用量不宜过多。其富含天然生理水、矿物质和木质素，但汁液可能引起过敏，需冲洗干净。体质虚弱者和幼儿要慎用芦荟。

3. 酸奶使用原味的，而不要使用带有风味的。风味酸奶中含有各种食品添加物，尽量少用。

---- 护肝酸奶 --

适用范围 肝炎。

  材料 酸奶250毫升，酵素液30毫升，螺旋藻（粉状）5克，糖蜜
    10~15毫升。

  做法 将所有材料混合搅拌均匀即可。

  Tips 螺旋藻富含氨基酸，有助于肝功能恢复。

---- 山药豆奶 --

适用范围 白发、脱发、月经不调、前列腺增生、性功能障碍、
    早衰。

  材料 山药1块（约150克），温豆浆300毫升。

  做法 1. 将山药冲洗干净，去皮切丁。

    2. 将山药丁和温豆浆放入果汁机，搅拌均匀即可。

  Tips 1. 豆浆最好是自己用豆浆机制作的。

    2. 温豆浆约40 ℃，如果温度太高会破坏山药里的酵素。

----- 五谷奶 -----

适用范围 扁桃体炎、咽喉炎。

材料 五谷米1/2杯（约80克），生腰果5粒，沸水1500毫升。

做法 1. 将五谷米与腰果清洗干净，然后用沸水浸泡30分钟，直至五谷米和腰果都软化。

2. 将泡好的五谷米与腰果放入料理机，搅打成米浆。

3. 将米浆煮熟，即可饮用。

----- 五谷腰果红薯奶 -----

适用范围 心脏病、肥胖、高血脂。

材料 薏仁25克，燕麦25克，糙米25克，小麦25克，小米25克，生腰果10粒，红薯200克，水1000毫升。

做法 1. 将所有材料清洗干净，与水一起入锅，煮沸。

2. 转小火，续煮20分钟，至所有材料熟透便可起锅。

3. 将煮熟的材料放入料理机，搅拌成浆状即可。

Tips 水量可以依据个人喜好自行增减。

姜黄奶

适用范围 消化不良。

材料 姜黄粉1匙（约5克），肉桂粉1/2匙，姜粉1/4匙，少许黑胡椒，椰奶1杯。

做法 1. 将所有材料倒入搅拌机中拌匀。

2. 将拌匀后的奶汁倒入平底锅中，中火加热3~5分钟即可。

3

对症营养汤粥

---- 精力汤 ------------------------------------

适用范围 肝炎。

材料 苜蓿芽100克，有机蔬菜150克，苹果1个，番茄1个，海带芽（干品）1克，三宝粉和黑芝麻粉各1匙，温开水200~300毫升。

做法 1. 将所有蔬果冲洗干净，苹果去皮切成小块，番茄去蒂切成小块。

2. 将干海带芽在温开水中泡10分钟。

3. 将所有材料放入果汁机，搅打均匀后即可饮用。

Tips 建议肝癌患者选用十字花科蔬菜，例如大白菜、小白菜、卷心菜等。

---- 精力汤 ----

适用范围 更年期综合征、性功能障碍、早衰。

材料 绿豆芽30克，小白菜80克，菠萝100克，苹果1个，花粉8克，腰果5粒，温开水300毫升。

做法 1. 将所有材料冲洗干净，菠萝和苹果去皮后切块。

2. 将所有材料放入料理机搅碎，充分搅拌后即可饮用。

---- 药草精力汤 ----

适用范围 前列腺增生。

材料 药草30克，新鲜水果200~250克，冷开水适量。

做法 1. 将药草清洗干净后用冷开水冲洗一遍；水果冲洗干净后去皮去核，切成小块。

2. 将所有材料放入果汁机，倒入冷开水（没过药草和水果即可），搅打均匀。

Tips 1. 药草可以用车前草、鱼腥草、酢浆草、蒲公英等药用植物，可单独使用，也可以混合使用（总量不超过30克）。

2. 各种水果皆可，但糖尿病和癌症患者选用甜度低的水果较佳。

----- 白凤菜西瓜精力汤 -----

适用范围　高尿酸、痛风性关节炎。

材料　白凤菜（或红薯叶）50克，西瓜200克，冷开水200毫升。

做法　1. 将所有材料冲洗干净，白凤菜再用冷开水冲一遍，然后切碎；西瓜去皮去籽，切成小块。

　　　2. 将所有材料放入果汁机，搅打均匀即可。

Tips　1. 白凤菜有消炎、解热、解毒、利尿、降血压的功效。

　　　2. 可搭配哈密瓜、水梨、火龙果等利尿水果，增添风味。

　　　3. 肾功能不全及胃寒患者不要食用白凤菜。

----- 绿芦笋汤 -----

适用范围　腺体肿瘤。

材料　绿芦笋5~10根，水2000毫升。

做法　1. 将绿芦笋冲洗干净，切成小段。

　　　2. 将绿芦笋与水一起入锅，煮沸后转小火续煮5分钟。

　　　3. 放凉后用料理机或果汁机搅拌成稀汤。

Tips　绿芦笋富含蛋白质、维生素和多种氨基酸，有抑癌作用。

---- 乌发精力汤 --

适用范围 脱发、白发。

材料 绿豆芽30克，小白菜80克，菠萝100克，香蕉1根，花粉8
克，生腰果5粒，松子15粒，黑芝麻粉3克，三宝粉15克，
何首乌汤200~300毫升。

做法 将所有材料与何首乌汤一起放入果汁机，搅打均匀即可。

Tips 绿豆芽可以换成苜蓿芽或其他芽菜，小白菜可以换成红凤
菜或其他蔬菜。

---- 胡萝卜腰果热汤 ----------------------------------

适用范围 白发、脱发、腹泻、肠易激综合征、感冒、发烧。

材料 胡萝卜2~3根，生腰果10粒。

做法 1. 将胡萝卜冲洗干净，切成小块。

2. 将胡萝卜块放入分离式榨汁机萃取原汁。

3. 将胡萝卜原汁与生腰果一起放入果汁机，搅打至看不
到腰果颗粒。

4. 再将所有材料倒入锅内，煮沸后转小火续煮5分钟即可。

---- 海带姜汤 --

适用范围 胃炎。

材料 海带 1 片（约 2 尺长），生姜 2~3 片，水 3500 毫升。

做法 1. 将海带冲洗干净，剪成小段。

2. 将海带和生姜片放入锅中煮沸，转小火续煮1小时，煮成黏稠状。

3. 放凉后滤渣，然后放入冰箱保存。

4. 需要时可将汤再次煮沸，放温后饮用。

---- 黑豆姜汤 --

适用范围 冷咳、肺炎。

材料 黑豆 1 杯（约 150 克），生姜 2~3 片，水 2000 毫升，黑糖 10~15 克。

做法 1. 将黑豆冲洗干净。

2. 将黑豆和姜片放入锅中煮沸，然后转小火续煮45分钟。

3. 待汤放凉后，滤出黑豆和姜片，可酌量加入10~15克黑糖再饮用。

Tips 1. 一天饮用3次，每次300~500毫升。

2. 有扁桃体炎症状的患者不宜加姜片。

---- 红糖姜汤 ---

适用范围 月经不调。

材料 红糖15克，姜泥1小匙，水750毫升。

做法 1. 将红糖、姜泥和水一起入锅，煮沸后转小火续煮5
分钟。

2. 稍微放凉后滤渣，即可饮用。

Tips 糖尿病和癌症患者不适合此饮品。

---- 牛蒡姜汤 ---

适用范围 糖尿病、白发、脱发、月经不调、早衰、前列腺增生、性
功能障碍、更年期综合征。

材料 牛蒡1根，生姜3~5片，水3500毫升。

做法 1. 将牛蒡冲洗干净，连皮切片。

2. 将牛蒡片、生姜片和水一起放入锅中煮沸，然后转小
火续煮45分钟。

3. 捞出牛蒡片和姜片后即可饮用。

----- 牛蒡清汤 -----------------------------------

适用范围　糖尿病、牙齿疾病、更年期综合征。

　　材料　牛蒡1根，水3500毫升。

　　做法　1. 将牛蒡冲洗干净，连皮切片。

　　　　　2. 将牛蒡片和水一起放入锅中煮沸，然后转小火续煮45
　　　　　　分钟。

　　　　　3. 捞出牛蒡片即可饮用。

----- 止咳莲藕羹 -----------------------------------

适用范围　咳嗽、呕吐、消化不良、肺炎。

　　材料　红枣 5~10 粒，枸杞 20~30 粒，生姜 2~3 片，水 750 毫升，
　　　　　纯正莲藕粉 2 汤匙（约 30 克）。

　　做法　1. 将红枣、枸杞、生姜片冲洗干净；用100毫升冷开水调
　　　　　　匀莲藕粉。

　　　　　2. 将红枣、枸杞、生姜片和水一起放入锅内煮沸，转小
　　　　　　火续煮20分钟。

　　　　　3. 倒入冲调好的莲藕粉，再次煮沸后立刻关火，盖上锅
　　　　　　盖焖5~10分钟。

Tips 1. 一天饮用3次。如果同时饮用白萝卜蜜水，中间需要间隔30分钟。

2. 有扁桃体炎症状的患者制作此汤羹时不加生姜片。

---- 莲藕汤 ----------------------------------

适用范围 牙齿疾病、高尿酸、痛风、高血压、肾病、腰背酸痛。

材料 莲藕1根（约3节），水3500毫升。

做法 1. 将莲藕冲洗干净，连皮切片。

2. 将莲藕片和水一起放入锅中，煮沸后转小火续煮45分钟。

3. 捞出莲藕片，取纯汤汁饮用。

Tips 莲藕属性偏寒凉，体质偏寒凉者可另加15粒红枣。

---- 五行蔬菜汤 ----------------------------------

适用范围 牙齿疾病、非腺体肿瘤、高血压、高血脂、糖尿病、肝炎、心脏病。

材料 胡萝卜1/2根，白萝卜1/4根，白萝卜叶200克，牛蒡（带皮）1/2根，干香菇2个。

做法　1. 将所有材料冲洗干净，连皮切段、切片。

2. 将所有材料放入锅中，倒入没过材料约4倍的水，煮沸后再转小火熬煮1小时。

3. 捞出所有食物残渣即可饮用。

---- 葫芦瓜竹叶汤 --

适用范围　牙齿疾病、高尿酸、痛风、肾病、高血压、腰背酸痛。

材料　竹叶 2 卷，葫芦瓜 1 根，水 3500 毫升。

做法　1. 将竹叶冲洗干净后用冷开水冲一遍，沥干；切除葫芦瓜的蒂头与尾部，其余连皮切片。

2. 将所有材料和水一起放入锅中，开大火煮沸，然后转小火续煮45分钟。

3. 滤出汤汁，搅拌均匀当茶饮。

Tips　1. 每天至少饮用1200毫升，连喝三天停一天。

2. 尿毒症、肾功能不全患者忌用。

---- 黄花菜汤 --

适用范围 失眠。

材料 干黄花菜50克，水2000毫升。

做法 1. 将干黄花菜用温开水浸泡20分钟，然后放入沸水氽烫30秒，沥干后备用。

2. 将黄花菜和水一起放入锅中煮沸，然后转小火续煮20分钟，取汤汁饮用。

Tips 1. 黄花菜中含有对脑部有益的卵磷脂，可以帮助增强大脑功能。

2. 如果使用新鲜黄花菜，因其含有易致敏物质秋水仙碱，可引起嗓子发干、胃部烧灼感、血尿等中毒症状，需要氽烫后再烹煮。

---- 黄花菜紫菜汤 ----------------------------------

适用范围 贫血。

材料 紫菜1/4张，干黄花菜20克，胡萝卜80克，豆皮1块（约100克），菠菜80克，莲藕粉（或太白粉）20~30克，水1200毫升。

做法 1. 将所有材料冲洗干净。紫菜切碎泡软；胡萝卜切成丝；黄花菜泡软后在沸水中氽烫30秒，沥干备用；豆皮切丝；菠菜切碎。

2. 将莲藕粉用少量冷开水调匀备用。

3. 将其他所有材料和水一起放入锅中，待煮沸后，将冲调后的莲藕粉缓缓倒入锅中勾芡。

4. 酌量加入麻油、盐等天然调味料即可。

Tips　如果没有莲藕粉，可用红薯粉代替。

------- 保肝利尿汤 -----------------------------------

适用范围　肝炎。

材料　茵陈50克，大麦芽50克，陈皮25克，水3000毫升。

做法　1. 将所有材料一起放入锅中，煮沸后转小火续煮20分钟。

2. 待汤汁放凉后，滤出残渣即可饮用。

Tips　1. 大麦芽选用带须芽者较佳；陈皮闻起来应该带有清香，有霉味或臭味等品质不佳者不能使用。

2. 茵陈的主要化学成分为香豆素类、黄酮类、有机酸类等，可以清热利湿、利胆退黄，有显著的抗肝纤维化作用。

利尿冬瓜汤

适用范围　高尿酸、痛风、肥胖、结石。

材料　冬瓜（含皮、肉、籽）500克，生姜3~5片，干玉米须5克，开水3000毫升。

做法　1. 将所有材料冲洗干净。冬瓜皮、肉、籽分开，皮、肉切段或片，籽剁碎。

　　2. 将所有材料一起放入锅中，煮沸后转小火续煮30分钟。

　　3. 捞出食物残渣，留取纯汤汁当茶饮。

Tips　1. 冬瓜籽中含有利尿成分。

　　2. 冬瓜是凉性的，生姜是温性的，搭配后能起到中和的作用。

黄芪红枣枸杞汤

适用范围　月经不调、贫血、感冒、发烧、早衰、性功能障碍、前列腺增生、过敏症、自身免疫性疾病。

材料　黄芪20克，红枣15克，枸杞15克，当归1片，西洋参2片，水1000毫升。

做法　1. 将所有材料和水一起放入锅中，煮沸后转小火续煮 20~30分钟。

　　　2. 滤出残渣，留取纯汤饮用。

----- 艾叶红枣汤 -----------------------------------

适用范围　肩周炎、腰背酸痛。

　　材料　艾叶50克，红枣15粒，水3000毫升。

　　做法　1. 将所有材料冲洗干净，艾叶再用凉开水冲一遍后沥干备用，红枣切开去核。

　　　　　2. 将所有材料和水一起放入锅中，煮沸后转小火续煮20分钟。

　　　　　3. 滤出残渣，留取纯汤，可分次饮用。

　　Tips　1. 艾叶又叫艾草，外用可以祛湿止痒，内服有活血通络的功效。

　　　　　2. 食用的艾叶可在药店购买。

双耳莲子枸杞汤

适用范围 腰背酸痛。

材料 鲜黑木耳和鲜白木耳各10克，干莲子20克，枸杞30克，水
1000毫升，黑糖或黄冰糖30克。

做法 1. 将所有材料冲洗干净，木耳切碎备用。

2. 将所有材料一起放入电锅蒸煮，直至材料都煮至烂熟
后加入少许黑糖调味。

Tips 需剥除莲子的莲子心，否则煮汤后会有苦味。

乌梅汤

适用范围 腹泻、肠易激综合征。

材料 乌梅 5 颗，水 500 毫升。

做法 1. 将乌梅和水一起放入锅中，煮沸后转小火续煮20分钟。

2. 滤出乌梅，留取汤汁饮用。

Tips 1. 可在中药店购买乌梅，注意不要使用蜜饯。

2. 可依据个人口味酌量增加1勺黑糖，就能变得酸甜可口。

---- 糖米红枣汤 ---

适用范围 白发、脱发。

材料 糙米150克，红枣15粒，水1200毫升。

做法 1. 将糙米冲洗干净，再用清水浸泡4小时，沥干备用。

2. 红枣切开留核。

3. 将所有材料一起放入锅中，煮沸后转小火续煮30分钟。

4. 捞出煮烂的糙米和红枣，留取纯汤汁当茶饮。

Tips 捞出的糙米和红枣可用料理机搅打成糙米浆，或者煮成糙米红枣粥。

---- 糙米奶 ---

适用范围 呕吐。

材料 开水适量，糙米稀饭1碗。

做法 1. 尽量滤出糙米稀饭中的水分，留取米粒。

2. 将糙米粒和开水一起放入果汁机，搅打均匀。

----- **糙米清汤** --

适用范围 早衰、性功能障碍、更年期综合征。

做法 用数倍于糙米的水量熬煮糙米，煮沸后滤出的汤汁就是糙米清汤。

----- **小米清汤** --

适用范围 失眠。

材料 小米 200 克，水 1800 毫升。

做法 1. 将小米清洗干净后，与水一起放入锅中。

2. 煮沸，然后转小火续煮 30 分钟。

3. 滤出煮烂的米粒，留取纯汤当开水饮用。

Tips 小米富含碳水化合物和色氨酸等成分，有助于缓解疲劳，改善睡眠质量。

----- **酸枣仁小米粥** --

适用范围 失眠。

材料 酸枣仁 30 克，小米 80~100 克，红薯 200 克，水 2~3 碗。

做法　1. 将所有材料冲洗干净，酸枣仁捣碎，红薯去皮切成小块。

　　　　2. 将碎酸枣仁和水一起放入锅中，煮沸后转小火焖 20 分钟，滤出食物残渣，留取纯汤汁。

　　　　3. 在酸枣仁纯汤中加入小米和红薯块，熬煮成粥状。

Tips　酸枣仁可到中药店购买，其含有的色氨酸有助于睡眠。

糯小米地瓜粥

适用范围　腹泻、肠易激综合征。

材料　糯小米 1/2 杯（约 80 克），红枣 3 粒，红薯 200 克，水 750 毫升。

做法　1. 糯小米直接入锅，用小火干炒 5~10 分钟，至微焦后关火盛出。

　　　　2. 将干炒后的糯小米冲洗一遍。

　　　　3. 将红枣和红薯冲洗干净，红枣去核后切碎，红薯去皮后切成小块。

　　　　4. 将所有材料和水一起放入锅中，煮沸后转小火续煮 20~30 分钟，熬成粥状即可。

Tips　糯小米不宜一次食用过多。

----- **薏仁绿豆红薯汤** --

适用范围 月经不调、肝炎。

材料 薏仁 120 克，绿豆 40 克，红薯 200 克。

做法 1. 将薏仁、绿豆冲洗干净，分别用 1500 毫升沸水浸泡 30
分钟，直至软化。

2. 将红薯冲洗干净，去皮后切成小块。

3. 先将薏仁、绿豆和水一起放入锅中，沸腾后转小火，
直至薏仁和绿豆熟烂。

4. 加入红薯块，续煮 15 分钟，至所有食物熟烂即可。

Tips 天气寒冷时可以加入一块姜。

----- **鱼腥草红枣汤** --

适用范围 高血压、高血脂、肥胖、结石、心脏病、过敏症、自身免
疫性疾病。

材料 鱼腥草（干品）50 克，红枣（带核）15 粒，水 3000 毫升。

做法 1. 将红枣清洗干净，切开，保留核。

2. 将所有材料和水一起放入锅中，煮沸后转小火续煮 20
分钟。

3. 待汤汁晾凉后滤出残渣，留取纯汤放入冰箱保存。

4. 需要时取出保存的冰汤汁，倒出一次的饮用量，煮沸
后即可饮用。

----- 补血杂粮粥 ------------------------------

适用范围 贫血。

材料 黑糯米150克，红枣（去核）10粒，桂圆5~7粒，莲子（去
心）10粒，干白木耳3个，枸杞15克，黑芝麻3克，水
1000毫升。

做法 1. 将黑糯米清洗干净，干白木耳用水泡发。

2. 将所有材料放入电锅内锅，外锅加2杯水蒸煮。

3. 等到开关跳起后，外锅再加1杯水，续蒸第二遍。

4. 开关再次跳起后，继续焖1小时，即可食用。

----- 红枣茯苓粥 ------------------------------

适用范围 腰背酸痛。

材料 糙米150克，茯苓15克，红枣15粒，生姜3片，枸杞30
克，黑糖20克，水1200毫升。

做法 1. 将所有材料冲洗干净，红枣去核。

2. 将茯苓、生姜片和水一起放入锅中，煮沸后转小火续
   煮 20 分钟，留取纯汤汁。

3. 再将糙米、红枣、枸杞、黑糖加入茯苓生姜纯汤汁，
   放入电锅蒸煮至熟烂即可。

Tips　建议连续食用一个月。

对症小食及热茶

---- 苹果泥 --

适用范围 腹泻、肠易激综合征。

材料 苹果 1 个,开水少许。

做法 1. 将苹果冲洗干净,去核,切成小块。

2. 将苹果块放入果汁机,加少许开水,搅打成泥。

Tips 苹果含有苹果酸、类黄酮及碳水化合物,可以吸附毒素,有益肠胃。

---- 木瓜泥 --

适用范围 消化不良。

材料 木瓜 150 克,温开水 150 毫升。

做法 1. 将木瓜冲洗干净,削皮去籽,切成小块。

2. 将木瓜块与温开水一起放入果汁机，搅打成泥。

蔬菜泥

适用范围 咽喉炎、扁桃体炎。

材料 多种蔬菜 1 碗。

做法 1. 将所有蔬菜冲洗干净，沥干备用。

2. 将所有蔬菜放入锅中，再加入两倍于蔬菜量的水，开大火煮沸，然后转小火续煮 20 分钟。

3. 将煮熟的菜汤全部倒入果汁机，搅打成泥。

Tips 可依据个人口味和喜好加入适量糖蜜。

综合蔬菜泥（婴儿版）

适用范围 消化不良。

材料 2~3 种蔬菜（适量）。

做法 1. 将所有蔬菜冲洗干净，沥干备用。

2. 将所有蔬菜放入锅中，再加入 1.5 倍于蔬菜量的水，开大火煮沸，然后转小火续煮 20 分钟。

3. 将煮熟的蔬菜全部倒入果汁机，搅打成泥。

Tips　以容易消化的蔬菜为佳，例如土豆、胡萝卜、菠菜、苋菜、花椰菜等。

- - - - - 综合蔬菜泥（成人版）- -

适用范围　消化不良。

材料　8~10 种蔬菜（适量），黑芝麻粉 2 克，糖蜜 15~20 毫升。

做法　1. 将所有蔬菜冲洗干净，沥干备用。

　　　　2. 将所有蔬菜与等比例的水一起放入锅中，开大火煮沸，然后转小火续煮 5 分钟。

　　　　3. 将煮熟的菜汤全部倒入果汁机，再加入黑芝麻粉和糖蜜，搅拌均匀即可。

- - - - - 南瓜蔬菜泥 -

适用范围　高血脂、肥胖、心脏病。

材料　南瓜（连皮去子）250 克，小黄瓜 1 根，西洋芹 2 根，胡萝卜 1/2 根，小白菜 3~5 叶，海带 1 段（长度和胡萝卜相当），香菇 3~5 个，豆腐 150 克，与食材等比例的水。

做法　1. 将所有材料冲洗干净。南瓜连皮切成小块，黄瓜、胡

　　　　萝卜、豆腐切成小块，海带切段，香菇切片。

　2. 将所有材料和水一起放入锅中，煮沸后转小火续煮

　　　5~10分钟，直至熟烂。

　3. 将煮好的菜汤倒入料理机，搅拌成浓汤状即可。

　　---- 九层塔炒蛋 ----------------------------------

适用范围　腰背酸痛。

　　材料　九层塔30克，鸭蛋1个，米酒40毫升（约3~4汤匙）。

　　做法　1. 将九层塔冲洗干净，切碎备用。

　　　　　2. 将鸭蛋打成蛋液，再加入切碎的九层塔，搅拌均匀。

　　　　　3. 锅内放入少许油，待油温加热后把九层塔蛋液倒入锅

　　　　　　中，快速翻炒。

　　　　　4. 待鸭蛋成形后加入米酒，继续翻炒至酒精挥发即可。

　　---- 卵油 --

适用范围　感冒、贫血、失眠、鼻炎、胃炎、更年期综合征、心脏

　　　　　疾病。

　　材料　有机鸡蛋10~20个。

做法　1. 取鸡蛋黄（不必打散），倒入锅中，用铲子将蛋黄切破，以慢火煎 20~30 分钟。

　　　2. 待水分消失、生出黄色油泡后，转为大火继续煎 10 分钟。

　　　3. 关火，将油渣分离后沥干油分，待冷却后装入容器中备用。

　　　4. 一天吃 1 毫升即可。

Tips　1. 整个过程中不须添加其他任何东西。

　　　2. 建议翻炒时使用木制或竹制锅铲，避免破坏营养成分。

----- **辣味坚果蔓越莓** -------------------------------------

适用范围　心血管疾病、糖尿病、胃溃疡。

材料　辣椒粉 1 匙，盐 3/4 匙，蒜粉 1/4 匙，现磨黑胡椒粉 1/4 匙，孜然粉 1/8 匙，橄榄油 1 匙，生杏仁 1 杯，生腰果 1/2 杯，核桃 1/2 杯，生南瓜子（去壳）1/4 杯，蔓越莓干（或樱桃干）1/3 杯。

做法　1. 将烤箱预热至 160℃，在有边框的大烤盘上铺好烘焙纸。

　　　2. 准备一个中等大小的碗，将辣椒粉、盐、蒜粉、黑胡椒粉和孜然粉倒入碗中，混合均匀。

3. 加入橄榄油，搅拌均匀。

4. 加入生杏仁、生腰果、核桃和生南瓜子，搅拌均匀。

5. 将拌好的食材倒入烤盘，均匀地铺满烤盘。

6. 将烤盘送入烤箱，烤 12~15 分钟。

7. 待坚果烤至焦黄色后从烤箱取出，加入蔓越莓干搅拌均匀，然后静置冷却。

益母草茶

适用范围 月经不调。

材料 益母草（干品）50 克，红枣（去核）15 粒，水 3000 毫升。

做法 1. 将益母草冲洗干净，和红枣、水一起放入锅中，煮沸后转小火续煮 20 分钟。

2. 滤出食物残渣，留取纯汤汁当茶饮。

Tips 1. 益母草具有活血调经的功效。

2. 益母草味苦，如果没有糖尿病或癌症，可以加入适量红糖。

---- 鱼腥草茶 ------------------------------------

适用范围 咽喉炎、高尿酸、糖尿病、痛风、扁桃体炎。

材料 鱼腥草（干品）50克，水3000毫升。

做法 1. 将鱼腥草和水一起放入锅中，煮沸转小火续煮20分钟。

2. 滤出残渣后留存纯汤汁，分次饮用即可。

Tips 1. 鱼腥草有一股冲鼻的鱼腥味，是天然的抗生素，具有消炎的作用。

2. 如果使用新鲜鱼腥草，因其含有水分，用量需为干品的2倍。

---- 鱼腥草薄荷茶 ------------------------------------

适用范围 牙齿疾病、肩周炎、高血压。

材料 鱼腥草（干品）50克，薄荷叶（干品）3克，水3000毫升。

做法 1. 将鱼腥草和水一起放入锅中，煮沸转小火续煮20分钟。

2. 加入薄荷叶，然后立刻关火，浸泡5分钟。

3. 滤出残渣后留存纯汤汁，分次饮用即可。

---- 热茶汤 --

适用范围 牙齿疾病、过敏症、自身免疫性疾病。

材料 生茶（绿茶、龙井）或半发酵茶（乌龙、铁观音）适量。

做法 1. 将茶叶用热水浸泡30秒~1分钟，洗去灰尘和农药残留。

2. 将洗过的茶叶放入保温杯，在保温杯里倒入500毫升沸水，盖上杯盖，浸泡约20分钟即可饮用。

Tips 建议避开中午和晚间时段饮用热茶，以免影响睡眠质量。

---- 香椿茶 --

适用范围 糖尿病。

材料 香椿叶（干品）50克，水3000毫升。

做法 1. 将香椿叶冲洗干净。

2. 将香椿茶叶和水一起放入锅中，煮沸转小火续煮20分钟。

3. 滤出残渣后留存纯汤汁，分次饮用即可。

---- 醋茶 --

适用范围　腰背酸痛。

　　材料　茶叶10克（绿茶或乌龙茶皆可），开水1500毫升，米醋15
　　　　　毫升。

　　做法　1. 将茶叶和开水一起煮沸，然后转小火续煮20分钟，滤
　　　　　　出茶叶渣，留取纯汤备用。

　　　　　　2. 当茶汤温度稍微降低后（约50℃），再加入米醋，趁
　　　　　　热饮用。

　　Tips　1. 每天饮用2次，每次300~500毫升。

　　　　　　2. 务必使用天然发酵米醋或纯正苹果醋。

---- 半枝莲白花蛇舌草茶 ----------------------------

适用范围　牙齿疾病、非腺体肿瘤。

　　材料　半枝莲（干品）50克，白花蛇舌草（干品）50克，水3750
　　　　　毫升。

　　做法　1. 将所有材料冲洗干净，沥干。

　　　　　　2. 将所有材料和水一起放入锅中，煎煮1小时。

　　　　　　3. 滤出残渣后，留取纯汤分次饮用。

Tips 可再煎煮第二次，加入 2500 毫升水，煮沸后转小火继续
煮 1 小时，滤渣后即可继续饮用。

----- 车前草茶 ------------------------------------

适用范围 咽喉炎、扁桃体炎。

　　材料 车前草（干品）20 克，水 500 毫升。

　　做法 1. 将车前草稍微冲洗，和水一起放入锅中，煮沸后转小火
　　　　　煮 20 分钟。

　　　　2. 滤出残渣后，留取纯汤饮用。

----- 番石榴叶茶 -----------------------------------

适用范围 糖尿病、高血压。

　　材料 番石榴叶（干品）20 克。

　　做法 1. 将番石榴叶冲洗干净，沥干。

　　　　2. 将番石榴叶用 500 毫升沸水冲泡 10 分钟，滤渣后留取
　　　　　纯汤饮用。

Tips 番石榴叶具有降血糖的功效。

---- 白萝卜泡菜 --------------------------------------

适用范围　发烧、感冒、呕吐、消化不良。

　材料　白萝卜1根，青木瓜1根，粗盐适量，醋1匙，黄冰糖30克。

　做法　1. 将白萝卜和青木瓜冲洗干净，白萝卜去皮后分段切成
　　　　　　条状，青木瓜去皮去籽后切丝。

　　　　　2. 将白萝卜条和青木瓜丝用粗盐腌制2小时，再用冷开
　　　　　　水冲洗一遍，去掉盐分。

　　　　　3. 加入黄冰糖、盐、醋等调料凉拌，放入冰箱冷藏半天
　　　　　　后即可食用。

---- 大蒜泡酒 --------------------------------------

适用范围　腰背酸痛。

　材料　大蒜1千克，米酒2千克，玻璃瓶（用沸水杀菌并沥干）
　　　　　1个。

　做法　1. 将大蒜去掉外皮，冲洗干净后沥干。

　　　　　2. 将蒜瓣放入玻璃瓶，然后倒入米酒，密封后存放2~3
　　　　　　个月。

Tips 1. 可以每晚于睡前饮用，连续饮用一个月；每次用量不要太多，30毫升以下即可。忌空腹饮用。

2. 建议选用紫皮大蒜，白皮亦可。

如果要总结出一切生活方式疾病的根本原因是什么，
那就是炎症。
从源头阻断慢性炎症，熄灭炎症的"星星之火"，
为健康买下保险。